自分でできる境界性パーソナリティ障害の治療

Self-Help for Managing the Symptoms of Borderline Personality Disorder

DSM-IVに沿った生活の知恵

タミ・グリーン 著 Tami Green　林 直樹 監訳・解題 Naoki Hayashi　中田美綾 訳 Aiya Nakada

誠信書房

目　次

第Ⅱ部　監訳者解題

第Ⅰ部 自分でできる境界性パーソナリティ障害の治療

はじめに

境界性パーソナリティ障害（ＢＰＤ）は、治療を受けると良くなる可能性が非常に高い病気であることをご存じでしょうか。

実際、境界性パーソナリティ障害と診断されたとしても、かなりの割合で、１年から2年以内に症状が軽くなっていることを示すデータがあります。（Oldham, J. M., Borderline Personality Disorder : An Overview. *Psychiatric Times*, Vol. XXI, Issue 8〈July 1, 2004〉の文献を参照のこと）

脳の働きに障害があると言われれば、最初はショックを受けるものですが、ショック状態を抜け出したら、まず第一歩を踏み出すことがとても大切です。

第一歩とは、境界性パーソナリティ障害に効果のある治療法を知り、自分でそれをやってみることです。治療には多くの努力が必要ですし、本気で取り組まなければなりませんが、努力が報われ、喜ばしい変化がたくさん感じられるようになってくるにつれ、見通しも明るくなっていくでしょう。

これまでずっと孤独な気持ちで生きてきた人でも、ここにいていいのだ、と思える場所がやっと見つかるのです。あなたにも、素晴らしい人生をスタートさせることができるのです。

治療に取り組むうちに、ひとつの症状が改善することが、他の症状を克服する力につながっていくことがわかるでしょう。

この期間は、自分の脳の治療に取り組んでいるのだということを心に留めましょう。自分に優しくし、とにかく**ストレスを避け**、体を動かし（運動は脳に良い影響を与えることが分かっています）、健康的な食生活を送るようにしてください。

このガイドブックの目的は、治療プロセスの間、あなたを支援することです。本文は、『精神疾患の分類と診断の手引　第4版』（ワシントンDC、米国精神医学会〈「DSM－Ⅳ－TR」〉）に記載されている九つの診断基準に沿って書かれています。

『精神疾患の分類と診断の手引　第4版』は、医学および精神保健の専門家が、境界性パーソナリティ障害などの精神疾患の診断を行うのに用いるもので、地域の図書館でも入手できるはずです。

『精神疾患の分類と診断の手引　第4版』によると、境界性パーソナリティ障害（ＢＰＤ）には九つの診断基準の項目が設けられています。

境界性パーソナリティ障害と診断されるには、九つのうち少なくとも五項目の診断基準に当てはまることが必要です。この九つの診断基準は、症状が緩和されたかどうかの判断基準としても使われます。

したがって、本書のそれぞれの章は『精神疾患の分類と診断の手引　第４版』に記載されている学術的・臨床的な診断基準の説明文から始められています。

『精神疾患の分類と診断の手引　第４版』（ＤＳＭ－Ⅳ－ＴＲ）による説明のあと、それぞれの症状に対処するうえで役に立つ、セルフケアのアイデアを紹介しています。各章を見て、自分に当てはまる症状があれば、そのことを心の中で受け入れるように努力してみましょう。

そうすることで、それぞれの症状のつらさが徐々に緩やかになっていき、最終的に症状の改善につながっていくことが感じられるでしょう。

症状の改善とは、「境界性パーソナリティ障害の診断基準のうち、当てはまるものが四つ以下の状態が、二カ月間続いた状態」と定義されています（前出、Oldham, 2004参照）。本書の末尾には、活用できる治療法や、そのほかの情報がまとめられています。

もちろん、このガイドブックは、境界性パーソナリティ障害の治療法をすべて解説するようなものではありません。しかし、自分でできるセルフケアは、回復のため、そして健康を保っていくために必要不可欠なものです。

心の健康の分野でも、境界性パーソナリティ障害の正確な診断や高い効果のある治療法はまだ普及しはじめたばかりですが、すでにたくさんの人たちが価値ある人生を自分の手で取り戻しています。

このガイドブックには、境界性パーソナリティ障害の症状を克服した経験者たちが、回復への道を歩むなかで得た、最も役立つヒントがつまっています。

今こそ、あなたも自分自身の人生を歩き始める時です。

忘れないでほしいのは、あなたはあなたの症状とイコールではない、ということです。回復のプロセスにある間は、ゆっくりと時間を取り、あなたならではのユニークな才能や能力を楽しみ、それを活かすことで、症状を上手に受け入れながら、治療に取り組んでいってください。

さあ、一緒に始めましょう。

分　裂

診断基準について見ていく前に、「分裂」という概念について説明したいと思います。

「分裂」があなたの症状にどんな役割を果たしているかを知ることで、改善への道を大幅に前進させることができるからです。

ここでいう「分裂」とは簡単に言えば、白か黒か、全か無か、といったような両極端な考え方のことです。

こうした考え方をしていると、どうしても激しい感情的な反応を起こし、大切な人たちが何かをしてくれなかった、と非難することになってしまいます。

私たちはこれまで、ずっとこうした考え方の下で生きてきたので、それは自分の性格の一部なのだと思っています。しかし実際は、それが病気の一部であり、私たちの苦しみの大きな原因となっているのです。

「分裂」は、他の症状にもきわめて重要な影響を与えています。ということは、この考え方を変えることで、私たちの生活の質は劇的に向上するのです。

生きることは「黒か白か」ではなく、本当は「黒でもあれば白でもある」のだ、と理解することで気持ちが楽になり、対人関係や日々の経験がずっと良いものになっていきます。

今まで自動的に、無意識にしていた考え方に気づくことができるようになります。

努力して練習を重ねることで、だんだん違う考え方ができるよう、自分の脳をトレーニングしなおすのです。

では、どのようにすれば、習慣的になっている考え方のパターンに気づき、変えていくことが出来るのでしょうか。

私の個人的な経験から言うと、新しい考え方や、より幅広いものの見方ができるように脳をトレーニングしていくのに最も役立つ方法として、「弁証法的行動療法」があります（第Ⅰ部64頁にも情報があります）。

弁証法的行動療法を行っている機関やセラピストが近くに見当たらない場合は、境界性パーソナリティ障害の症状がある人の思考様式をよく理解していて、認知行動療法を積極的に取り入れているセラピストなら適任でしょう。

ほかにも、セラピーで学んだことを補強するため、自分でできる癒やしの方法や、助けになるような実践方法を見つけることをお薦めします（境界性パーソナリティ障害治療のため実験的に行われているセラピーについては、私のウェブサイトをご覧ください。ウェブサイトは www.borderlinepersonalitysupport.com です。または拙書『愛する人が境界性パーソナリティ障害から回復するのを助けるために』をご覧ください）。たとえば、ヨガや瞑想、または破壊的な思考様式から自由になることを目的としている支援者グループなどに参加することで、ストレスが軽減され、心身の健康を向上させることができます。

では、境界性パーソナリティ障害の診断基準と、それぞれの症状の改善方法についてい見ていきましょう。それぞれの章では、始めに『精神疾患の分類と診断の

手引　第4版』に記述されている臨床症状を示し、その後にその克服のために役立つセルフケアのアイデアを紹介しています。

【診断基準1】　見捨てられ不安

『精神疾患の分類と診断の手引　第4版』によると、この症状は「現実に、または想像の中で見捨てられることを避けようとする、なり振りかまわない努力」とされています。

「境界性パーソナリティ障害をもつ人は、現実に、または想像の中で見捨てられることを避けようとする、なり振りかまわない努力をする。相手が離れてゆく、相手が別れてゆくと考えることや通常とは違った生活パターンに入ることによって、自己イメージ、感情、認知、および行動に大きな変化が起こる。この人たちは、周囲の状況に非常に敏感である。彼らは、一時的に離れていることや急に必要になった計画の変更に対してさえも、見捨てられる恐怖や不適切な怒りを強く体験する（例：治療者が面接時間の終了を告げたことに対して急速に生じる絶望感、自分にとって重要な人物が、ほんの二、三分遅れたり約束を取り消さなくてはならなくなったりしたときに生じる不安や激怒）」

「このような人では、このように〈見捨てられる〉ことが、自分が〈悪い人間である〉ことを意味していると信じ込んでいることがある。こうした見捨てられ恐怖は、一人でいることに耐えられないことや、他の人に一緒にいてもらいたいという欲求と関係している。見捨てられることを避けようとするなり振りかまわない努力には、自傷行為や自殺行動のような衝動的な行為も含まれるが、それについては基準5に、改めて記述する」

見捨てられ不安への対処法

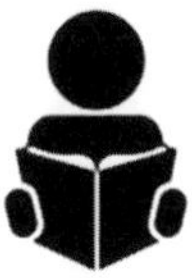

[1] あなたの感じる恐怖があなたにとって本物でも、他の人には共有してもらえない場合もあることを理解しましょう。境界性パーソナリティ障害でない人たちには、あなたの不安は理解されないかもしれない、ということを認識するようにしましょう。

[2] 論理的な考え方をするように努力しましょう。大切な人たちが不在だとしても、そこには自分の感じるような意味はないかもしれない、と自らに言い聞かせましょう。つまり、大切な人が近くにいないことは、自分と関わろうとする

気持ち、自分を大切に思う気持ちや愛情がなくなったからなのだ、というあなたの推測を疑ってみることです。

3 自分自身の要求以外にも、大切な人たちのもつ欲求や感情についても考え、自分を落ち着かせましょう。あなたの大切な人は生活費を稼ごうとしているのかもしれないし、個人的な用事を片付けに行ったのかもしれません。そうしながらでも、同時にあなたのことを大切に思うことは可能なはずだ、と考えてみてください。

4 大切な人たちと離れている時間に対応できるように気持ちの準備をしておきましょう。大切な人の写真や洋服などを手元に置いておくのです。そうした物を見たり触ったりして、一緒に過ごす楽しい時間や、分かち合った愛情について思い出してください。

5 大切な人たちにはあなたの不安感を説明し、そうした気持ちをコントロールするために、外出と帰宅の予定時間を知らせ、それを守ってくれるように頼んでみてください。もし予定が変わったら、すぐに教えてくれるよう頼んでおくこともできます。

6 大切な人たちと離れている時間に何をするか、よく考えておいてください。楽しめる活動のリストを作っておき、自由にやってみましょう。別離の時間はあなたにとってストレスなのですから、その時には特に自分に優しくするようにしてください。

7 他の人とつながっていると感じられるよう、Eメールや携帯メール、電話やチャットができる、助けになってくれそうな人の一覧を作っておきましょう。

8 第I部66頁にある「自分を好きになれる日記」を書いたり、読み直したりしましょう。

9 あなたが恐怖にかられるのは、別離という状況を知覚した脳が、そう感じるように指令を出しているからなのだ、ということを覚えておいてください。あなたの脳は、あなたが攻撃を受けていると認識しているのです。この状況を別の視点を持って見てみるようにしてください。そして優しさや忍耐力を保つように努力してください。時が経ち、練習を重ねるとともに、恐怖にかられることは少なくなっていきます。

【診断基準2】　不安定ではげしい人間関係

『精神疾患の分類と診断の手引　第4版』によると、この症状は「過剰な理想化とこきおろしの両極端を揺れ動く不安定ではげしい対人関係のパターン」とされています。

「境界性パーソナリティ障害をもつ人は、不安定で激しい対人関係のパターンを示す。このような人は一、二回会っただけの人を、自分の面倒をみてくれる、または自分を愛してくれる人だと理想化し、長い時間を一緒に過ごすように要求し、非常に個人的なことを詳しく知ろうとする。しかし彼らは、相手を理想化したかと思うと突然見下し、その人が自分の面倒を十分にみてくれない、十分なものを与えてくれない、または十分に〈そこに〉いてくれないと感じる。この人たちは、他人に共感したり世話をしたりすることはできるが、それは相手が〈そこにいて〉お返しに自分の求める欲求を満たしてくれることを期待してのことに過ぎない。彼らは他人に対する見方を突然に、しかも極端に変化させる傾向があり、有益な援助をしてくれる人と残酷な罰を与える人という見方が交互に出てくることがある。こうした変化はしばしば、世話をしてくれる人に対する優しい側面の理想化と拒絶や見捨てられることを怖れるという幻想が入れ替わることを反映している」

不安定ではげしい人間関係への対処法

1 偏った判断をしない態度を取れるように練習しましょう。ある状況や人について、何が事実なのか、それだけを見極めるようにしてください。

2 現実そのものを徹底的に受け入れることを、自分に約束しましょう。繰り返し、繰り返し、現実を受け入れ、その認識が激しい感情を起こさなくなるまで、何度でも受け入れましょう。

3 あなたの人間関係のなかで、苦痛を感じたり、自分を傷つけることにつながる状況や環境とはどんなものかを知るようにしてください。最初は、そういう気持ちを抱かないことは難しいかもしれません（時間が経てばできるようになります）。今はただ、何がそうした感情を引き起こすのかに気づくようにしてください。そのために、メモや日記を付けておくことも役に立ちます。

4 人間関係において何が苦痛を引き起こしているのかが分かったら、次のやり方をどれでもいいから試してみて、状況を改善させましょう（セラピストや仲の良い友人と一緒に行うのも良いでしょう）。

- 相手に行動を変えてくれるように、静かに、しかし自信を持って頼む。
- その状況から離れる。
- 自分でできるリラックス法など、苦痛に耐えるためのやり方を身につける。

5 心のアンテナを張っておきましょう。自分の考えや意見にとらわれすぎて、周りの人たちの優しさや本来の意図に気がつかないことがあります。たとえば、ある人の言葉が批判的で手厳しいものに聞こえても、身振り手振りを見れば、愛情深い態度を表わしているかもしれません。

6 家族や友達、その他の人たちが、愛情や親密さなど肯定的な感情を表わしている様子を見つけるようにしてください。こうした肯定的な表現が分かったら、それを日記に付けておけば、ストレスを感じたときに見て利用することができます。

7 自分の欲求を受け入れましょう。もし周りの人が要求を満たしてくれない場合は、自分で解決できる方法を見つけるようにしましょう。

8 あなたが怒りを感じている相手以外の人（境界性パーソナリティ障害の症状に理解のある人が望ましい）と、自分の気持ちについて話し合ってみましょう。今は問題の相手が自分に苦痛をもたらしていると感じるかもしれませんが、後になってみると、違った見方ができるかもしれないことを思い出しましょう。

9 相手を認めるような話し方を身につけ、大切な人たちの前でやってみてください。それはあなたとコミュニケーションを取るうえでも最も有効なやり方なのだ、ということを教えてあげてください。

10 あなたの人間関係全般において、激しさを抑えることを目標にしてみましょう。

11 他人に対する期待度を下げましょう。あなたもほかの人に、自分に対する期待度をもっと現実的なレベルにしてほしいと思っているのと同じです。

12 自分の脳のはたらきによって、いろいろな物事について、ゆがんだ考え方をしていることを認めましょう。それを変えるには時間もかかるし、かなりの努力が必要です。周りの人の行動について、何が本当で何が本当でないのか理解できるようになるまでは（それがいくら本当のように感じられるとしても）、周りの人に穏やかに対応しましょう。

13 自分に優しくし、ほかの人にも優しくなりましょう。

【診断基準3】　不安定な自己イメージ

『精神疾患の分類と診断の手引　第4版』によると、この症状は「同一性障害：著明で持続的な不安定な自己像または自己感覚」とされています。

「境界性パーソナリティ障害の人には、自己イメージまたは自己意識の極端で持続的な不安定さにより特徴づけられる同一性の障害が認められる。それは、目標、価値観、および志望する職業の変化といった自己イメージの突然で劇的な変化が特徴である。職業、性的同一性、価値観、友人の種類などについての考えや計画が突然に変化することがある。このような人は、切実に助けを求める者から突然にその役割を変え、過去の虐待を不当であると糾弾する者へと転ずることがある。このような人の自己イメージは、通常、悪いまたは邪悪なものであるのだが、この障害をもつ人は時に、自分がまったく存在していないと感じていることもある。こうした体験は通常、意味のある対人関係、世話、支持などを受けられなくなったと感じる状況で起こる。このような人は、仕事や学校において自分が自由にどんな活動をするか決めてよいという状況に置かれると、うまくやれなくなってしまうことがある」

不安定な自己イメージへの対処法

1 自分を肯定する作業を毎日行いましょう。あなたの長所や目標にしていることの一覧表を作り、それを何度も何度も自分に言い聞かせましょう。単語帳に書いて見やすいところに置いておくと、頭に残りやすいかもしれません。

2 第Ⅰ部の66頁にある「自分を好きになれる日記」に、好ましい体験を書き留めておきましょう。日々の生活の中で、うまくいったこと、ほめられたこと、楽しかった活動などを覚えておきましょう。自分に対する見方を広げ、こうした肯定的な自分や生活のイメージを取り入れましょう。

3 得意だと感じることを、毎日一つでもやるようにしましょう。

4 健全なグループ活動、たとえば支援者のグループや、教会や寺院などで開かれているようなグループに参加しましょう。

5 自分より恵まれていない人たちの役に立つボランティアをしましょう。

6 何か団体活動に参加しましょう。

7 やり始めたことは最後までやることを目標にしましょう。これまで、調子が悪くてあまりたくさんのことをやれないと感じてきたのなら、過去の習慣、あるいは限界を感じることを言い訳に、何かをやらずに逃れるのは簡単です。しかし、きちんと約束を守れるようになる時がすぐに来ます。まずは、月一回だけ、一つの活動をするなど、かなり小規模でストレスを感じない活動から始めてみましょう。

8　生活指導を受けましょう。生活指導は、本当のあなた自身を理解し、可能性を存分に発揮するという目標に向かってあなたを支援してくれます。

9　人助けになることをしてみましょう。

【診断基準4】　自己を傷つける可能性のある衝動性

『精神疾患の分類と診断の手引　第4版』によると、この症状は、「少なくとも二つの領域において自分を傷つける可能性のある衝動性（例：浪費、性行為、物質乱用、無謀な運転、むちゃ食い）」とされています。（注　診断基準5で取り上げる、自殺行動または自傷行為は含めない）

「この障害をもつ人は、少なくとも二つの領域において、自分を傷つける可能性のある衝動性を示す。それらは、賭博、無責任な金銭浪費、むちゃ食い、薬物乱用、危険な性行為、無謀運転などである」

衝動性への対処法

1 健全な行動とはどんなものか、一覧表に書いて、手元に置いておきましょう。自分にできるなかで、最も健全だと思われる行動を取れるように努力しましょう。正しい方向へ踏み出す第一歩としては、まず破壊的な度合いが最も低いと思われる行動から始めてみてもいいでしょう。

2 自分の気持ちを逸らしましょう。たとえば、行動を起こす前に、30分待つようにするのです。衝動は、時間と共に去っていくものです。

3 健全な考え方を持った友人を見つけ、そうした人たちと共により多くの時間を過ごすようにしましょう。

4 薬物やアルコール依存で、まだ自制できるほど回復していない場合は、前もって計画を立てて行動するようにしましょう。依存の影響下にあるときは、自分に運転は無理だということ、誰かとケンカするかもしれないこと、その他の自傷行為を起こす可能性があることを、認めましょう。車の鍵は誰かに渡してしまう、前もって車に乗せてもらえるように頼んでおく、刃物などは家の中に置かない、などの対策を取りましょう。

5 不安感には健康的な方法で対処しましょう。運動、薬物療法、気持ちを落ち着かせるハーブティなどが役に立ちます。

6　瞑想を学び、実践しましょう。

7　ヨガのクラスに参加しましょう。

8　ダンス・クラスに参加したり、治療目的のダンス・セラピーを受けましょう。

9　とことんまで正直になれる人と話し合いましょう。

10　弁証法的行動療法を受け、苦痛に耐える能力を身につけましょう。

【診断基準5】　自傷行為の繰り返し

『精神疾患の分類と診断の手引　第4版』によると、この症状は「自殺行動、自殺のそ振り、脅し、または自傷行為の繰り返し」とされています。

「境界性パーソナリティ障害をもつ人は、自殺行動（自殺未遂など自殺に関連する行動）、自殺のそ振りや脅し、または自傷行為を繰り返す」

「このような人の8～10％は実際に自殺してしまう。自傷行為（例：創傷または熱傷）およびその企図は非常に多い。繰り返されるこれらの自殺行動は、その人にとってある種の救いとなることがしばしばある」

「これら自己破壊行為は通常、大事な人が離れるとか拒絶するという前兆や、大事な人がもっと面倒をみてくれるのではと期待することがきっかけで起きる。自傷行為は、解離状態で起きることがしばしばある。自傷行為によって自分自身を感じる能力が再確認されたり、自分が悪いという感覚から抜け出せたりすると安堵感を抱くことができる」

自殺行動への対処法

1　誰かに電話してください。助けを求めるのです。難しいことなのは分かりま

す。でも、あなたならできるはずです。地域にある自殺防止ホットラインの電話番号をいつも手元に置いておきましょう。

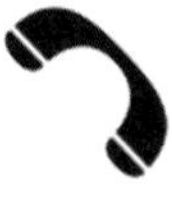

2 薬物やアルコールを摂取するなら、車の鍵や刃物には近づく手段がないようにしておくことを、自分自身に誓ってください。薬物やアルコールの影響下では、それ以前にはなかった自殺の考えが起こりかねないということを理解してください。

3 あなたは非常に大きな苦しみの中にあり、助けが必要なのだということを認めましょう。どんなにひどいと感じているとしても、あなたの人生が劇的な変化を遂げることが本当に可能なのだということを理解してください。

4 自分を傷つける代わりに、たとえば精力的に運動する（エンドルフィン〈注：脳内にある快感を生じさせる物質〉が放出されます）、お風呂に入って気持ちを落ち着ける、蠟燭《ろうそく》や焚き火の火を見つめる、などの代替行為をしてみましょう。自傷行為によって心の苦痛が和らぐというなら、腕に赤いマジックで線を書いたり（出血の代わり）、氷を握りしめたり（痛みの代わり）してもいいのです。

5 心を落ち着かせ、眠れるようにお茶を飲み、衝動が過ぎ去るのを待ちましょう。

6 自分がとことん正直になれる人たちのグループ、また匿名で助けを求められるグループなど、あなたを支援してもらうシステムを作っておきましょう。

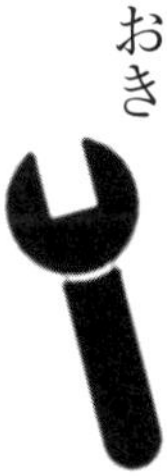

7 薬物、ナイフ、薬が買える処方箋、薬局で買った薬などを、すべて家の中におかないようにしましょう。

【診断基準6】　感情不安定

『精神疾患の分類と診断の手引　第4版』によると、この症状は「気分の著しい反応性による感情の不安定さ（例：通常は2〜3時間続き、ごく稀に2〜3日間以上続く、強烈な不快気分、いらだたしさ、または不安のエピソード）」とされています。

「境界性パーソナリティ障害をもつ人は、気分の著しい反応性（例：通常は2〜3時間続き、ごく稀に2〜3日間以上続く、強烈な不快気分、いらだたしさ、または不安のエピソード）による感情の不安定さを示すことがある。境界性パーソナリティ障害をもつ人は、基本的に不快気分の状態にいることが多い。そこにはさらに怒り、パニックのエピソードが入り混じるが、健康感や満足感によって和らぐことは稀にしかない」

「（不快気分とは不健康感や不幸感がある状態と定義される）」

「これらのエピソード（感情の不安定さ）は、その人の極端なストレスへの反応性によって生じる」

感情の不安定さへの対処法

1 先に示されているように、気分の反応は通常、数時間から数日間続くものだということを受け入れましょう。それはあなたの症状の表われなのであって、誰か他の人のせいなのではありません。この症状が出ているときにケンカ腰になって気まずい思いをすると、後になって肩身が狭い思いをし、抑うつ感にとらわれることになりかねません（診断基準8とも関連）。

2 投薬治療やハーブ（や、お香）などは、大きな助けになります。

3 リラックス法、呼吸法を学びましょう。

4 充分な睡眠を取りましょう。

5 健康的な食生活を送りましょう。

6 アルコールはやめ、カフェインは控えましょう。

7 自分にも、他人にも優しくし、思いやりを持ちましょう。

8 あなたの人生を変化させるためにすることは、すべてほんの少しずつでも進めるようにしましょう。何か目標があるとしたら、まずそれを半分に、また半分に、そのまた半分にし、そこから始めましょう。

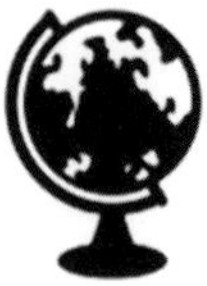

9 心から楽しめる趣味を持ちましょう。

10 遊ぶ機会をたくさん作りましょう。

11 何か馬鹿げたことをやって、大笑いしましょう。

12 心地よい香りや照明を取り入れ、快適な雰囲気を作りましょう。

13 マニキュアかペディキュア（両方でも！）をしましょう。

14 髪を洗ってスタイリングしましょう。

15 むだ毛を剃りましょう。

16 太陽の光を浴びましょう。

17 運動をしましょう。

18 お祈りをしましょう。

19 お気に入りの元気が出る歌を聴きましょう。

【診断基準7】 空虚感

『精神疾患の分類と診断の手引 第4版』によると、この症状は「慢性的な空虚感」とされています。

「境界性パーソナリティ障害の人は慢性的な空虚感に苦しめられている。彼らは退屈しやすく、いつも何かすることを探している」

慢性的な空虚感への対処法

1 パズルをする、最近のニュースを読むといったことに挑戦してみましょう。

2 テレビや映画を見ましょう。コメディー系がお薦めです。

3 軽い散歩をしましょう（外出するだけのパワーがないときは、家の中を散歩するだけでもよいのです）。周囲の環境を観察してみましょう。それについて細かいところまで声に出して描写してみるのです（色、音、匂い、手ざわりなど）。

4 あなたが話しやすい人で、健康に過ごしていて、助けになってくれそうな人たちに連絡してみましょう。

5 何かを手作りしたり絵を描いたりして、存在していなかったものを作り出す作業をしてみましょう。あなたの創造性を引き出すことで、自分自身、そして自分の人生をも創造し直せるのだということを学ぶのです。

6 ペットを飼うのも良いでしょう。

7 苦しみというものの役割、価値などについて宗教的な見方から幅広く学んでみましょう。

【診断基準8】 不適切な怒り

『精神疾患の分類と診断の手引　第4版』によると、この症状は「不適切で激しい怒り、または怒りの制御ができないこと（例：しばしばかんしゃくを起こす、いつも怒っている、身体接触を伴うケンカを繰り返す）」とされています。

「境界性パーソナリティ障害をもつ人はしばしば、不適切な激しい怒りを表出したり、自分の怒りを制御できなかったりする。彼らはひどく辛辣《しんらつ》で、いやみを言い続けたり、爆発的に激しい言葉を吐いたりすることがある。世話をしてくれる人や愛してくれる人が、冷淡だ、何も与えてくれない、世話をしてくれない、または自分を見捨てた、と思うと、しばしば怒りが呼び起こされる。こうした怒りの表現は、しばしばその後、恥ずかしさや罪悪感へとつながり、自分が悪い人間だという気持ちがわいてくる」

不適切な怒りへの対処法

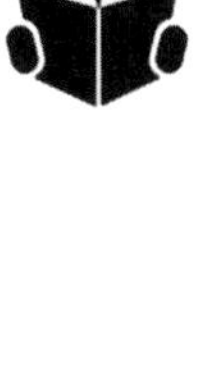

1 怒りや心の痛み、苦悩、失望感など、自分の感情を受け入れましょう。そのうえで、自分には自分を落ち着かせるための能力がないかもしれないこと、あるいは周りの人たちがあなたに向かって苦痛、怒り、失望感などを表現してきても、それを論理的に反論することはできないかもしれないことを理解しておきましょう。

2 あなたの怒りを引き起こした状況は、あなたに今そう見えている通りとは限らない、ということを理解しましょう。じっくり考え抜く時間を取り、自分の感情のせいで誰かを責めることになる前に、信頼できる人とその状況について話し合ってみましょう。

3 あなたの怒りを引き起こした原因である人とは別の人と、話し合ってみましょう。

4 日記やブログなどを書いたうえで、データを見えなくしたり破棄したりしておきましょう。

5 適切な薬物療法を活用しましょう。

6 もし感情の強さを10段階で計ったとして、5を超えているようなら、それは認知のゆがみの影響だということを理解しましょう。認知療法で学ぶスキルを活かし、苦しい感情を乗り越え、安らぎを得られるよう努力しましょう。これには多くの練習が必要ですが、この努力を続けていけば、脳の反応パターンを本当に変えることができるのです。

7 自分の感情を受け入れましょう。どんな気持ちなのか、言葉に出したり書き留めたりして自分に説明してみましょう。

8 怒りを感じているとき、あなたの感情をさらに悪化させるような人たちとは距離を置きましょう。大切な人たちにはこう伝えましょう。もう少し治療の段階が進むまでは、その場を離れて冷静になる時間を取ることが必要になるかもしれない。それはあなたたちのことを大切に思っているからで、まだ制御できない怒りの言葉であなたたちを傷つけたくないからだ、と。そのようにして大切な人たちに心の準備をできるようにしてあげてください。

9 大切な人たちには、支援者のグループに参加してもらえるように穏やかに勧めてみましょう。あなたのことを受け入れるスキルを身につけてもらい、回復までの間あなたを支援してもらうためです。そうしたスキルをまだ身につけていない人たちに対しては、辛抱強く接するようにしましょう。

10 時間が経つのを待つようにしましょう。激しい怒りの感情は、たいていの場合数時間から、長くて数日間で弱まっていくものです。

11 もしも選ぶことができるならば、なるべく自分を受け入れてくれる穏やかな人たちと一緒にいるようにしましょう。

【診断基準9】 妄想的な観念と解離症状

『精神疾患の分類と診断の手引 第4版』によると、この症状は「一過性の、ストレスに関連した妄想的観念、もしくは重度の解離症状」とされています。

「極端なストレスにさらされているときに、一過性に妄想的観念や解離症状(例：離人症)が起こることがある。それらは一般的に、程度や持続期間が不十分で他の診断の追加を考えなければならないほどではない。これらのエピソードは、現実のあるいは想像上の見捨てられることへの反応としてしばしば起こる。症状は一過性で数分から数時間の持続である。世話をしてくれると期待する人が現実に世話をしてくれる、またはそのように感じられたときに、これらの症状は寛解する」

妄想的な観念または解離症状への対処法

1 予防策をとるのは良い方法です。こうした症状は、見捨てられたという感情や、非常に強いストレスを受けた状況のときに起こりやすい、ということを理解しましょう。本当の自分自身を知るようになるにつれ、こうした状況をうまく避けることができるようになってくるでしょう。

2 周りの人たちに、こうした症状が表われることがあるのだと伝えておき、もしそうなったらどのように対応したらいいか知らせておきましょう。落ち着きを取り戻せる環境、支えとなってくれる環境を保ってくれるよう、協力を求めましょう。安全のため刃物などを手元に置かないことを、大切な人たちにも理解してもらってください。

3 この症状は長くは続かないということを周りの人たちに言っておきましょう。症状が表われている間に、「出て行く」とか「別れる」といった脅しの言葉を使ったとしても、症状が治まった後までその気持ちは続かないものです。

4 投薬治療は本当に役に立ちます。かかりつけ医を訪ねましょう。薬は処方箋通りに使うようにしましょう。

5

なかには、医師によって処方された薬を服用した結果、新たな症状が表われたという人もいます。そのような症状が表われたら、どんなことでも医師に話すようにしましょう。薬の変更があるかもしれません。

おわりに

境界性パーソナリティ障害が治るとき、それは、自分の人生や考え方に問題があるのはこの病気のためなのだ、ということをあなたが受け入れたときです。それを受け入れることができたら、あとは精一杯の努力をすることです。そうすれば健康は必ず取り戻せます。

豊かで充足した人生はきっとあなたのものになります。もし今、それがどんなに遠いものに感じられるとしても。毎日、一歩ずつでも前に足を踏み出すのです。

あなたは決してひとりではありません。わたしたちは皆、一緒に同じ目標に向かっている仲間です。そして、たくさんの、本当にたくさんの人たちが、あなたのことを大切に思っているのです。

愛を込めて　タミ・グリーン

知っておきたい情報

境界性パーソナリティ障害からの回復には、生活を豊かにしてくれる活動を取り入れること、健康的な生活習慣、そして周囲からの多大なる支援が必要です。次に示されているのは、あなたの役に立つその他の情報のリストです。詳細については、私のウェブサイト、www.borderlinepersonalitysupport.com をご覧ください。

- 支援してくれるグループ

- 書籍
- 支援機関
- 研究
- 学習クラス
- さまざまな種類のセラピー
- 境界性パーソナリティ障害を得意分野とするセラピストを見つける方法
- セルフケアのヒント
- 回復した体験者たち

著者の本

『愛する人が境界性パーソナリティ障害から回復するのを助けるために』（*Helping Someone You Love Recover From Borderline Personality Disorder*）

『あなたの思考パターン調整のためのワークブック』（*Taking Control of Your Thoughts Workbook*）

『友達を見つける』（*Finding Friends*）

『楽しい夢日記』（*Sweet Dreams Journal*）

『わくわくする旅日記』（*Exciting Journey Journal*）

〈その他の情報〉

タミ・グリーンとのマンツーマン・コーチング

弁証法的行動療法のスキルを学べるオンライン・クラス

オンライン・ブックストアやウェブサイトでも情報を提供しています。

www.borderlinepersonalitysupport.com　tami@borderlinepersonalitysupport.com　832-297-7231

自分を好きになれる日記

あなたが自信を持って正しくやれたこと、周囲の人から褒《ほ》められたときの言葉、やっていて楽しいと感じることなどを、左の空欄に書き込んでみましょう。空欄がいっぱいになったら、何ページでも自由に書き足していってください。

第Ⅱ部　監訳者解題

Ⅰ．境界性パーソナリティ障害（BPD）と現代

本書のテーマである境界性パーソナリティ障害（BPD）は、現代社会において増加していると考えられている精神疾患です。わが国でも精神科臨床でその患者に多く出遭うばかりでなく、一般社会でその特徴を示す人をしばしば見かけるようになっています。

境界性パーソナリティ障害の主要症状は、対人関係の不安定さ、感情の激しさ、衝動的行動パターンです。この疾患は、パーソナリティ障害の一つとして位置づけられています。その理由は、これらの症状が比較的持続的であり、精神機能の広い領域に影響を及ぼすといった特徴があるからです。

A．現代人のライフスタイルと境界性パーソナリティ障害

境界性パーソナリティ障害は、現代人のライフスタイルと密接に関連する精神障害だと考えられます。現代社会では、社会制度や職業の在り方、個人の役割が急速に変化しています。同

時に、家族関係、対人関係も全般的に形の定まらない変わりやすいものになっています。そのため、私たちは、自分自身の在り方や対人関係を一定に保つことが以前よりずっと難しくなっています。この状況の中で、一つの生き方を守ろうとするのではなく、状況に合わせて適宜自分を変えるというライフスタイルを多くの人が取り入れています。このようなライフスタイルが広がっていることは、それが極端になっていることが特徴である境界性パーソナリティ障害を増加させる原因の一つだと考えられます。

すでに一九六〇年代に米国の精神科医ロバート・リフトンは、社会的変動が大きい時代においては伝統や社会制度によって定められた生き方に従うのでなく、自分自身が生き方を新たに選ぶことが適応に役立つと主張しています。彼は、そのような「変身」によって成功する人々を「プロテウス的人間」と呼びました。プロテウスとは、ギリシャ神話に出てくる、何にでも自在に変身できる海神です。リフトンは、この変身をうまく成し遂げた実例として一人の日本人を挙げています。その人物は、第二次世界大戦前の軍国主義教育の中で軍人になることを志していたのですが、敗戦後、企業戦士へと変身を遂げて、日本の経済発展に貢献したということです。リフトンは、現代人にこのような変身能力、すなわち柔軟に思想や信条を切り替えて新しい生き方を選択する能力、が必要になっていると主張したのです。このように変身をためらわない生き方は、現代社会においてすでに一般的になっていると考えてよいでしょう。しかしひとたび、そのような生き方を取り入れてそれに馴染んでいる人が不適応状態に陥ると、そのスタイルが不釣り合いに強調された形で境界性パーソナリティ障害の症状が生じると考えられます。境界性パーソナリティ障害で問題になる対人関係の不安定さや自己同一性の障害は、精神障害の現れであるばかりでなく、時代的に流行しているライフスタイルの反映という意味合いもあるのです。

B. 自己意識の変化と境界性パーソナリティ障害

現代では、人々の心の在り方も大きく変化しています。それは、社会の動きと密接に関連している現象です。米国の社会学者、デイビッド・リースマンは、一九六〇年代の伝統的価値観の退潮やマスメディアの発達、大量生産と大量消費といった社会文化的な変化の中で、人々の意識の在り方が従来主流であった伝統に従って共同体のルールを守るという伝統指向型から、他の人々や社会の動きに関心を向ける他人指向型への移行すること、さらにその中で意識の多様化が進行していることを記述しています。さらに米国の評論家、クリストファー・ラッシュは、ベトナム戦争の行き詰まりや経済的退潮が影を落とす一九七〇年代の米国において、現実の社会と直接関わることを避けて、心の内側に目を向けて内面の豊かさを追求しようとする人々の意識の変化を記述しています。このような内向きの変化は、ヒッピー文化や、コミューン（原始共同体）を創設する運動といった既成の社会制度や伝統的権威を否定する動きに通じています。ここには、社会との関わり、自分自身との関わりを見失い、自分自身の内にも外にも新たに意識を広げなくてはならなくなった現代人の精神的状況が表現されています。かつてはそれらは、新しい考え方だったのですが、現在では当たり前の一般的なものとなっています。わが国でも、このような変化は一九六〇年代以降の高度経済成長、そしてその後の成長神話の崩壊、経済的政治的な先行きの不透明さといった時代の流れの中で徐々に明らかになっています。

このような変化は、自己意識の重大な変化を引き起こしています。わが国の若い世代における「自己中心主義」の広がりはその一つでしょう。それは、一種の地殻変動というべき広く大きな変化です。それを言葉の流行から見てみましょう。一九八〇年代には、「新人類」という言葉が流行しました。この言葉には、上の世代の人々が若者の自分本位の考え方を揶揄するニュアンスがありました。社会や組織のために貢献することを人生の目標とする上の世代の人々は、このような「新人類」の生き方を理解できなかったのでしょう。しかし時が経って「新人類」たちが社会の中心を構成するようになると、この言葉は使われなくなりました。若者のこの特性をことさらに取り上げて議論する必要がなくなったためでしょう。また、一九八〇年代には、若い人々の自分中心主義を指す「ミーイズム」という言葉もよく使われました。これは、若い人たちが自分の価値観や目的意識をもって人生を生きよう、社会的な要請よりも自分自身の豊かさを追求しようという考え方の表われです。これも時間の経過とともに当たり前の考え方となり、使われなくなりました。

この自分中心主義は、利己主義に陥りやすいなどの問題がありますが、個人主義の拠り所にもなる考え方であり、一概に無価値と決めつけられるものではありません。個人主義をしっかりと主張できるようになったという文明の発展を反映した現象だと捉えるべきでしょう。ましてや、社会が明確な目標を見失い、社会文化的な混乱が持続しているこの時代において、自分を中心に考えることは、私たちにとってとても大事な視点の一つです。

他方、自分を心の中心に据えることによって新たに問題が生じる可能性があります。現代文明は、技術革新や社会制度の改革によってもたらされた物質的な豊かさに恵まれています。しかしそれは、リースマンが指摘するように、必ずしも心理的な満足をもたらしません。それどころか、豊かな社会では、差別や格差といった社会の歪みによって、人々の自己意識が危機に陥りやすくなるという問題が生じます。豊かさを公平に享受していない、差別を受けているといった思いは、自己意識のバランスを強く揺さぶるのです。

社会学者のジグムント・バウマンは、現代社会の多くの領域において、流動化、均質化と呼ばれる現象が起きており、それによって人々の間の競争が激化し、貧富の差などの社会的格差が必然的に拡大することになると述べています。つまり現代社会には、人々を豊かさの追求に駆りたてながら、その享受を一部の人にしか許さないという不平等を生じさせる構造があるというのです。この状況では、個人に加えられている制限や貧富の差は、人々の強い葛藤の源となります。ここでは、幸福や豊かさを追求することが推奨されているにもかかわらず、不平等や差別によってそれを享受させてもらえない人が多く出るという矛盾が拡大することになります。その結果、その人々は周囲の恵まれた人々を羨みながら、自分をそのような境遇に追い込んだ社会を恨みながら生きなければならなくなります。

この現代社会のアンバランスや自分中心主義の広がりによって、私たちは、自己愛の病理を抱え込みやすくなっています。自己愛の病理とは、過剰な自己意識（優越感）や自惚れに囚われて尊大で傲慢な態度を見せるという「自己意識の肥大化（思い上がり）」と、それと反対の批判などによって簡単に傷つけられてしまうといった「自己意識の脆さ」の両方を特徴とする病的状態です。この自己愛の病理から、異常に強い嫉妬心や激しい怒りが生じたり、うつ状態やアルコール依存が出現したりします。近年、米国の精神分析家、ハインツ・コフートがこの自己愛を取り上げて革新的な治療論を展開しています。彼は、自己愛を病的状態であると同時に、安定した自己を取り戻すための土台だと考えて、自己愛を修復することを治療の重要な課題と位置づけています。このような考えに拠るなら、自己愛とは、現代人の病理を理解し、そこからの回復を目指すために鍵となる概念だということになります。

C. 自己同一性の問題

現代社会では、若い世代の人々にとって生き方を自分で選択し決定してゆくことが避けられない課題となっています。さらに、従来の価値観や伝統が色あせ、その影響力が急速に失われている状況では、自己同一性を定めるうえで手がかりとなる帰属集団や職業、学歴や思想信条、性役割や性志向が流動化し多様化します。その結果、新しい世代の人々にとって自己同一性の確立が困難となり、エリク・エリクソンのいう同一性拡散、つまり自己同一性の障害が生じやすくなります。

自己同一性のあり方は、このような変化の中で質的に変化していることが指摘されています。バウマンは、現代において自己同一性の形成が従来よりも難しくなっていることを次のように表現しています。かつては、確かな自己同一性を獲得できていない人は、「根なし草」「寄港地を見失った漂流船」といった比喩で表現されていました。しかし、現代人はすでに、根を張るべき土地も、寄港するべき港も期待することができない境遇にいるのです。代わりにバウマンが提案する比喩は、「壊れたジグソーパズル」です。ジグソーパズルはバラバラになっていても全体像を回復する希望のあるものですが、現代人の自己同一性はバラバラのままで元に戻ることができない、全体像を回復することができないものになっているというのです。境界性パーソナリティ障害の人々は、これを究極的な形で体現しているということになります。現代人の多くは、境界性パーソナリティ障害までに至らなくとも、このような自己同一性の障害、つまり自己同一性をもてないことによる不安や、それによって一貫性のある行動や対人関係を組み立てられないことに苦しんでいるのです。

自己愛の病理の治療理論を発展させたコフートは、現代人のこの精神的危機を「自己断片化」という用語を使って表現しています。これはまとまりのある統合されたものとして自己を体験できなくなっている病的な状態であり、実際には自己感覚や身体感覚が失われる不安、自己の存在が脅かされる不安、慢性的な怒りといった精神症状として現れます。このような症状は、境界性パーソナリティ障害を始めとするさまざまな精神疾患の人々にしばしば観察されます。

D．家族関係、対人関係の変化

現代の家族は、社会制度のめまぐるしい変化、文化の多様化などの激しい変化の波に洗われています。これらの社会文化的変化は、子どもの成育過程や親子関係に重大な影響を及ぼします。他方、家族関係には、それが社会的な対人関係の基本となるものですから、社会全般の対人関係に大きな影響を与える性質があります。つまり家族関係と社会全般の対人関係とは、互いに強く影響を与え合う関係にあるということができます。このような現代の家族関係の変化をコフートの議論から見てゆきましょう。

現代の家族は、核家族化や少子少産化、女性の就業率や離婚率の上昇といった変化によって、大きな影響を受けています。その結果、関わる家族や親戚の人数が少なくなる、家族関係が全体的に疎遠になる、世代の上下関係などの家族の構造が不明瞭になるといった変化が生じています。従来の家庭ではどうだったかといえば、大家族であり、子どもと親もしくはその親の世代の人々との関わりが豊富でした。子どもたちは細かくしきたりの定められた家庭の中で、両親を始め叔父、叔母、祖父母、従兄弟やその他の親戚、さらに乳母やメイドなどの多くの家族や養育者から強い情緒的刺激を受けて育ちました。ここでは、権威との葛藤や罪悪感を抱くことといった上下関係にまつわる葛藤が生じやすくなります。それゆえ、多くの人の最大関心事は、そのような不安や葛藤そしてそれへの対策を考えることでした。

しかし二十世紀後半以降の家庭では、先に述べたように外的な刺激が乏しくなり、情緒的な波乱の起きることが少なくなるという変化が起きています。子どもたちは、孤立して抑うつ的となり、内的な空虚感を抱きやすくなっています。そして彼らは、その空虚感を埋めるために、ドラッグやセックスなどによる過剰な刺激を求めるのです。

コフートは、この家庭状況が現代の自己愛の問題を増加させる要因の一つだといいます。従来の家族で育った人では、外在する強力な他者に罰を加えられるのではないかという不安や罪悪感が葛藤の中心だったのに対して、現代の家族で育った人は、自分の内に生じる不安や葛藤を（自分の至らなさのために起きたものでなく）自らに降りかかった一種の悲劇だと受け止めて、それに対して自分で自分を慰める、自己憐憫を抱くといった自己愛的な対処方法を選ぶことが多くなります。対人関係は、希薄になるか、自分と似ているイメージのある相手とのべったりとした距離のないものになるかのいずれかに両極化します。そこでは、最初から関わることをあきらめてしまうことがある一方で、距離が近くなると相手に対して自分と一心同体だという幻想を抱いて、とことん分かってくれることを求めたり、離れようとすると相手を激しく責めたりすることが生じます。これらは、現代人の対人関係にもよく見られますが、特に境界性パーソナリティ障害の患者において顕著な形で生じます。つまりこのコフートの議論は、家族状況の変化から現代人の対人関係の特徴や基本的な葛藤テーマの出現を、そしてさらに現代の境界性パーソナリティ障害の心理学的特徴の広がりを説明しているものと考えられます。

現代の対人関係の変化についてはすでにごく多数の論議が重ねられていますが、ここでは重要な指摘を一つだけ追加したいと思います。英国の社会学者アンソニー・ギデンズは、現代社会で多様なものが生産、供給され、人々の嗜好、需要も大きく変化している中で、対人関係の相手も商品と同じように代替可能なものとして扱われる傾向が広がっていると論じています。現代人とペットの関係は、象徴的です。ペットは、現代社会において多くの人から非常に熱心に愛好されていますが、その流行が拡大すればするほど、それと反対の現象であるペットの虐待や遺棄が大規模に行われるようになっています。人間を相手にしても現代人は、あたかもそれを工場生産物や商品のように扱う傾向を強めていると類推されるのです。極論するなら、配偶者やパートナー、同居する家族についても、自分の好みや必要にマッチしないと判断したら、服を着替えるように相手を変えるようになっているということです。これは、離婚率の上昇や核家族化の進行という社会構造の変化とも深く関わっている現象であると考えられます。

実は、この特徴も、境界性パーソナリティ障害の人々に極端な形で観察されるものです。そこには、対人関係の問題に強く囚われないですむというメリットがあるかもしれませんが、そのために対人関係の蓄積の中から学ぶ機会を失うというデメリットもあります。対人関係には、積み重なればそれだけ多くのことを学ぶことができるという性質がありますから、それを簡単に抛り出すべきでないと考えられることもあるでしょう。

E．境界性パーソナリティ障害から派生する問題

境界性パーソナリティ障害の基本症状である対人関係の不安定さ、感情の不安的さや激しさ、衝動的行動には、それだけでも不適応を来たす原因になりますが、互いに強め合ったり、重なったりして、いっそう事態を悪化させるという性質があります。その結果、一種の連鎖反応が起きて破局的事態に至ることも稀ではありません。例えば、逸脱行為によって社会的信用を失って失業する、育児困難や家庭内暴力が生じて離婚するといったもっと重大な事態が発展しうるのです。その中でもっとも深刻なのは、自殺の危険性が強まることでしょう。このような展開を防ぐためには、問題が拡大し始める前にその連鎖反応を止めることが必要です。

境界性パーソナリティ障害から派生する長期的な問題として、ここでは「自分探し」と「ひきこもり」を挙げましょう。自分探しの多くは、自己同一性の問題と関連して生じます。彼ら

は、「本来の自分はこんなものであるはずがない」「自分にはもっと相応しい役割や地位（居場所）があるはずだ」という考えに囚われて、受け入れることができる自己イメージや自分に相応しい居場所を探し求めます。実際に社会的役割や居場所を得ることは、現実との関わりの積み重ねの中で徐々に実現するものですから、その積み重ねが乏しい段階でそれを求めるのであれば、その努力はいつまでも十分な成果が得られないままになるでしょう。

ひきこもりも境界性パーソナリティ障害の人によく見られるものです。その多くは、過去に失敗した経験から他者との関係形成に踏み切れない、相手の評価に過敏で対人関係の緊張に耐えられないといったことが原因とされます。境界性パーソナリティ障害の人は本来親密な関係を求める傾向が強いのですが、対人関係に対する恐れがひどかったり、対人関係に失敗した経験を引きずっていたりする場合、ひきこもりが選択されることがしばしばあります。ひきこもりには、対人関係で傷つけられることが回避できるし、自分だけの空想的な世界を築くことができるといったメリットがあります。しかしその反面、社会に出られず自己同一性の不安や空虚感に苦しめられる状態から脱出が困難になるという問題が生じる可能性があります。

F．芸術・文化と境界性パーソナリティ障害

境界性パーソナリティ障害が現代の時代的特徴を映し出す精神疾患であるならば、そこに認められる不安や葛藤は現代を象徴するものといえるでしょう。現代の文化や芸術は、この境界性パーソナリティ障害の心性、もしくはそれと根を同じくする現代人に特徴的な心性を確実に捉えてきました。ここではそれを簡単に紹介しましょう。

芸術・文化と境界性パーソナリティ障害との間には、さまざまな接点があります。まず、もっとも直接的なものは、境界性パーソナリティ障害の人が芸術的文化的な活動を展開する中で、その心性を表現することでしょう。小説や映画で境界性パーソナリティ障害と診断できる人物が描かれることもあります。また、境界性パーソナリティ障害だった人による自伝や、その家族や関係者の体験記が出版されることが多くなっています。このような文化活動が社会で広く行われているのは、境界性パーソナリティ障害の人の心のあり方が、共感や反発などの強い思いを多くの人々に引き起こすからだと考えられます。

境界性パーソナリティ障害の人の自伝や家族の体験記の中で有名なのは、米国の文筆家、ス

ザンナ・ケイセンの自伝『思春期病棟の少女たち』です。これは、境界性パーソナリティ障害と診断された彼女の入院治療の体験を綴ったものです。この原作は、女優ウィノナ・ライダーの主演で映画化され、アンジェリーナ・ジョリーがアカデミー助演女優賞を受賞しています。わが国でもこの映画は、邦題『十七歳のカルテ』として一九九九年に公開されています。わが国では近年、かおり著『境界性パーソナリティ障害18歳のカルテ・現在進行形』、レイチェル・レイランド著『ここは私の居場所じゃない――境界性人格障害からの回復』、稲本雅之著『境界に生きた心子』といった自伝や体験記が出版されています。

境界性パーソナリティ障害と診断される人物を題材にした小説などの芸術作品は、ごく多数あります。なかでも世界的なベストセラー、ジェローム・デイヴィッド・サリンジャーの『ライ麦畑でつかまえて』の主人公、ホールデン・コールフィールドが境界性パーソナリティ障害だという指摘は従来から多くなされています。この小説では、高校を退学させられた主人公の一週間にわたる放浪の体験が記されています。この中では、彼の社会の不合理さへの醒めた視線や寄る辺ない心情が表現されています。他にもジョルジュ・ビゼーのオペラ『カルメン』の主人公カルメン、テネシー・ウィリアムスの『欲望という名の電車』の主人公ブランシュ、

『ヴァージニア・ウルフなんか怖くない』の主人公マーサが境界性パーソナリティ障害だといわれています。映画でも多くの典型的な境界性パーソナリティ障害の人物が描かれています。その例としては、『キャバレー』のサリー・ボウルズ、『タクシー・ドライバー』のトラヴィス・ビックル、『ネットワーク』のハワード・ビール、『ミスター・グッドバーを探して』のテリー・ダン、『危険な情事』のアレックスを挙げることができます。

影響力の大きい著名人や芸術家の中には、境界性パーソナリティ障害であったと推定される人が少なくありません。学術的文献の中では、太宰治、尾崎豊、マリリン・モンロー、ダイアナ妃などが取り上げられています。彼らが見事に表現して見せた、繊細な優しさ、むき出しの激しい感情と大胆な行動、弱者への深い共感といった特質は、境界性パーソナリティ障害心性と深い関わりがあると見ることができます。

現代文化の流れと境界性パーソナリティ障害の心の在り方との間には、多くの共通点が見出されます。境界性パーソナリティ障害の人によく見られる存在感覚の危うさ、自己意識の不安定さが主要な芸術的テーマの一つとなったのは一九六〇～七〇年代でした。この時期には、チェコの小説家、フランツ・カフカの不条理に翻弄され破滅に至る人物を描いて人間存在の危うさを暴いた『変身』『審判』などの小説が再評価され、フランスの文学者・哲学者、ジャン＝ポール・サルトルの『水入らず』『嘔吐』といった人間存在に内在する不安を描いた実存主義の小説が人気を博しました。前述の社会学者ラッシュは、この流れの中でエドワード・オルビー、サミュエル・ベケット、ウジェーヌ・イオネスコ、ジャン・ジュネなど当時の演劇界の前衛作家たちの取り上げた空虚感、孤立、淋しさ、絶望は、境界性パーソナリティ障害の「親密な関係への恐れ」「無力さ、喪失感、怒り」「破壊衝動への恐れ」といった特徴と共通のものだと述べています。近年、これらが芸術のメインテーマとして取り上げられることが少なくなっているのは、それが一般の人々の間に広がり、すでに芸術が取り上げるべき前衛ではなくなっているからだと思われます。しかしそれは、決して境界性パーソナリティ障害の問題が解決したということを意味していません。むしろこの現在においてこそ人々が本格的に取り組むべき一般的な問題となっていると捉えることができます。

G．現代を生き抜く境界性パーソナリティ障害

これまで、境界性パーソナリティ障害の心理学的特徴と現代社会との関連について論じてき

ました。現代社会において一般化しつつあるライフスタイルや自己意識の特徴、自己同一性の形成における問題は、いずれも境界性パーソナリティ障害の特徴と共通の側面があるということです。この疾患は、現代の社会、文化の変化と関連しながら生じてきたものだと考えられます。

しかしだからといって、私たちは希望を捨てる必要はありません。これらの現代人の心の問題は、多くの人々がさまざまにその解決に向けて努力してきているものですし、すでにいくつもの答えが提示されてもいます。先に記したリフトンの「プロテウス的人間」もその一つです。その新しい生き方を選択した人は、従来の価値観に捉われずにライフスタイルや思想信条などを大胆に転換させることができます。そして、権威から距離を置き、特定の集団への帰属意識を抱かず、特定の価値観や世界観に自らを没入させないという柔軟なスタンスを保つことも強みです。私は、それを境界性パーソナリティ障害患者の回復の一つのお手本とすることができると考えています。境界性パーソナリティ障害の自己同一性の不安定さには、特定の役割や自己イメージに捉われないという長所が含まれていると考えて、それを柔軟性の高い自由な生き方へと伸ばしてゆくことができると思うのです。そのような試みを重ねるうちに、「もともと寄港地のない漂流船」であっても、ほっと一息つくことができる寄港地を新たに見つけることができると思うのです。

対人関係が不安定で長続きしない、対人関係に不安を抱いてひきこもる、自己不全感に駆られて自分探しを続けるといったことに対しても、それを問題としてだけ捉えるのは誤りだと思います。関わる相手を変えるのは、対人関係を上手にリセットできる能力としてプラスに捉えることができます。ひきこもりが次の成長のための、いわば蛹《さなぎ》の時期（蝶の羽化を準備する時期）だったと見られるケースはいくらでもあります。また、自分探しは、第三者的に見れば思い通りに成果が上がらない試みでしかないかもしれませんが、そこからその人が重要なものを得ることは間違いないのです。そもそも、人間が懸命に考えた末に選んだ行動に意味がないわけがありません。少なくともそこに伴なわれているプラスの側面を認めることによって、次の行動を考える材料を引き出すことができるはずです。

自己愛の病理を抱え込みやすいことについても同様です。コフートがすでに記述しているように、自己愛の病理には、それに回復の試みという側面があって、そこから生じる自己愛的な対人関係こそ、自己を強くして自己愛的な側面を修正するための契機となりうるものなのです。

境界性パーソナリティ障害の特性は、社会や家庭で起きたさまざまな事情が重なったせいで生じてきたものと見ることができます。そこには、マイナスのものばかりでなく、希望となるものも含まれています。それを考慮しないで作られた対策では、未来に希望をつなげることは難しいでしょう。境界性パーソナリティ障害は、自分を活かす方向でしか回復の道が見出せない疾患です。現在の自分に希望の芽を見出して、そこから出発するしかありません。ひとたび出発したならば、他の多くの患者から示されている回復までの道筋や、これから議論する精神保健の専門家による治療をガイドにして前進することができるでしょう。

Ⅱ．精神医学の見方

ここでは、精神医学の境界性パーソナリティ障害に対する見方を紹介します。精神医学の領域では、最近二、三十年間に研究が活発に進められてきて、次々に新しい見方が導入されるようになっています。

A．境界性パーソナリティ障害はどのような精神障害なのでしょうか

境界性パーソナリティ障害は精神医学的な症状群の一つです。米国精神医学会の境界性パーソナリティ障害の九項目の診断基準は、他の疾患から区別するのに役立つ典型的な症状です。表1は、米国精神医学会の境界性パーソナリティ障害の診断基準です。これは、「セルフヘルプガイド」の本文に記されていますが、ここでまとめて示すことにします。この診断には、これらの九個の診断基準項目のうち五個以上を満たすことが必要だとされています。

表1　境界性パーソナリティ障害（BPD）の診断基準（DSM-Ⅳ-TR）

（境界性パーソナリティ障害は、全般的な気分、対人関係、自己像の不安定さ、著しい衝動性のパターンで、成人期早期に始まり、種々の状況で明らかになる。以下のうち5項目以上が存在すれば診断される）

（1）実際のまたは想像上の見捨てられる体験を避けようとする、なり振りかまわない努力。但し、（5）の自殺行動（自殺未遂など自殺に関連した行動）、自傷行為を含めないこと。

（2）過剰な理想化とこきおろしの両極端を揺れ動く不安定で激しい対人関係のパターン。

（3）同一性障害：著明で持続的な不安定な自己像または自己感覚。
（4）少なくとも二つの領域において自分を傷つける可能性のある衝動性。（例：浪費、セックス、薬物乱用、無謀な運転、過食。）但し、（5）に示される自殺行動や自傷行為を含めない。
（5）自殺行動、自殺の脅かしやそ振り、または自傷行為を繰り返す。
（6）気分の著しい反応性による感情の不安定さ（例：通常2～3時間続き、稀に2～3日以上続く、強烈な不快気分、いらだたしさ、または不安のエピソード）。
（7）慢性的な空虚感。
（8）不適切で激しい怒り、または怒りの制御ができないこと（例：しばしばかんしゃくを起こす、いつも怒っている、身体接触を伴う喧嘩を繰り返す）。
（9）一過性の、ストレスに関連した妄想的観念、もしくは重度の解離症状。

この診断基準を一度に把握するのは容易でないので、次にそれらをまとめたもっと単純な捉え方を紹介します。

図1（97頁）は、境界性パーソナリティ障害患者の診断基準項目を因子分析によって分類した研究の結果です。これは、境界性パーソナリティ障害が「対人関係の障害」「行動コントロールの障害」「感情コントロールの障害」という三つの主要症状から構成される症状群として把握できることを示しています。

図1に示されている境界性パーソナリティ障害の三つの主要症状には、二〜四の診断基準の項目（典型的症状）が含まれています。「対人関係の障害」には、不安定な対人関係（診断基準2）、同一性障害（診断基準3）、慢性的な空虚感（診断基準7）、ストレスに関連した妄想観念（診断基準9）が含まれます。同一性障害は対人関係の障害を生じる原因ですし、慢性的な空虚感とストレスに関連した妄想観念は、対人関係の障害から派生する症状だと考えられます。「行動コントロールの障害」には二つ以上の領域における衝動性（診断基準4）、自殺およびその脅かし行動（診断基準5）が含まれます。「感情コントロールの障害」に属しているのは、感情の不安定さ（診断基準6）、不適切な怒り（診断基準7）、見捨てられ不安（診断基準1）です。見捨てられ不安がここに含まれるのは、そこに感情不安定の要素が強いからだと考えられます。

境界性パーソナリティ障害の症状をこのように捉え直すことによって、この障害がこれらの三つの主要症状からなる症状群であるとシンプルに理解することができます。

B．境界性パーソナリティ障害を理解するうえで注意しなければならないこと

境界性パーソナリティ障害の理解には、現在でも誤解が生じやすいという問題があります。ここではそれを、歴史を振り返って考えてみたいと思います。

1．精神医学的な位置づけ——古くて新しい疾患

境界性パーソナリティ障害は、長い時間をかけて発展してきた疾病概念です。その疾患の捉え方は、時代ごとに少しずつ変化してきており、現在も新しく見直す必要のあるものです。

境界性パーソナリティ障害の前身は、「境界例」と呼ばれた精神疾患でした。「境界例」から境界性パーソナリティ障害が発展する過程を理解するためには、その疾病論と精神療法の二つの流れを知ることが重要です。まず、「境界」という用語は、疾病論的なものであることを押さえなくてはなりません。それは、一九〇〇年にドイツの精神科医エミール・クレペリンによって統合失調症[*1]の概念が導入され、それによって精神障害の疾病論（分類方法）が確立された時期

に遡ります。その時期には、個々の患者が統合失調症かどうかを見極めることが重視されたのですが、それでも、統合失調症に近いが、そうとまでは診断できない「境界」的患者が多く見出されていました。「境界例」は、そのような患者を指すために用いられた用語でした。

　このように「境界」とは精神疾患の境界という意味だったのですが、同時にその患者には強い苦悩を訴えて治療を求めるという性質があり、早くから精神療法家の間で問題となっていま

＊1　（95頁）当時、統合失調症は、「早発性痴呆」と呼ばれていました。

図1　DSM-Ⅳ　境界性パーソナリティ障害の診断基準（典型的症状）の分類

　確証的因子分析による診断基準（9項目）の3因子モデル。ここに示されている数値は、因子負荷（括弧内は2年後調査時の因子負荷）である。（因子負荷とは、それぞれの項目と因子の関連の強さであり、最大値は1.00である）因子間の矢印についている数値は、相関係数であり、因子間の関連性の強さを表わしている。完全に関連している（一致している）と最大値1.00となる。このモデルには、初回調査時と2年後調査時において十分なモデル適合性が確認されている。

［Sanislow C, Grillo C, Morey L, et al. Confirmatory factor analysis of DSM. IV criteria for borderline personality disorder: findings from the collaborative longitudinal personality disorders study. Am J Psychiatry 2002; 159: 284. 90］

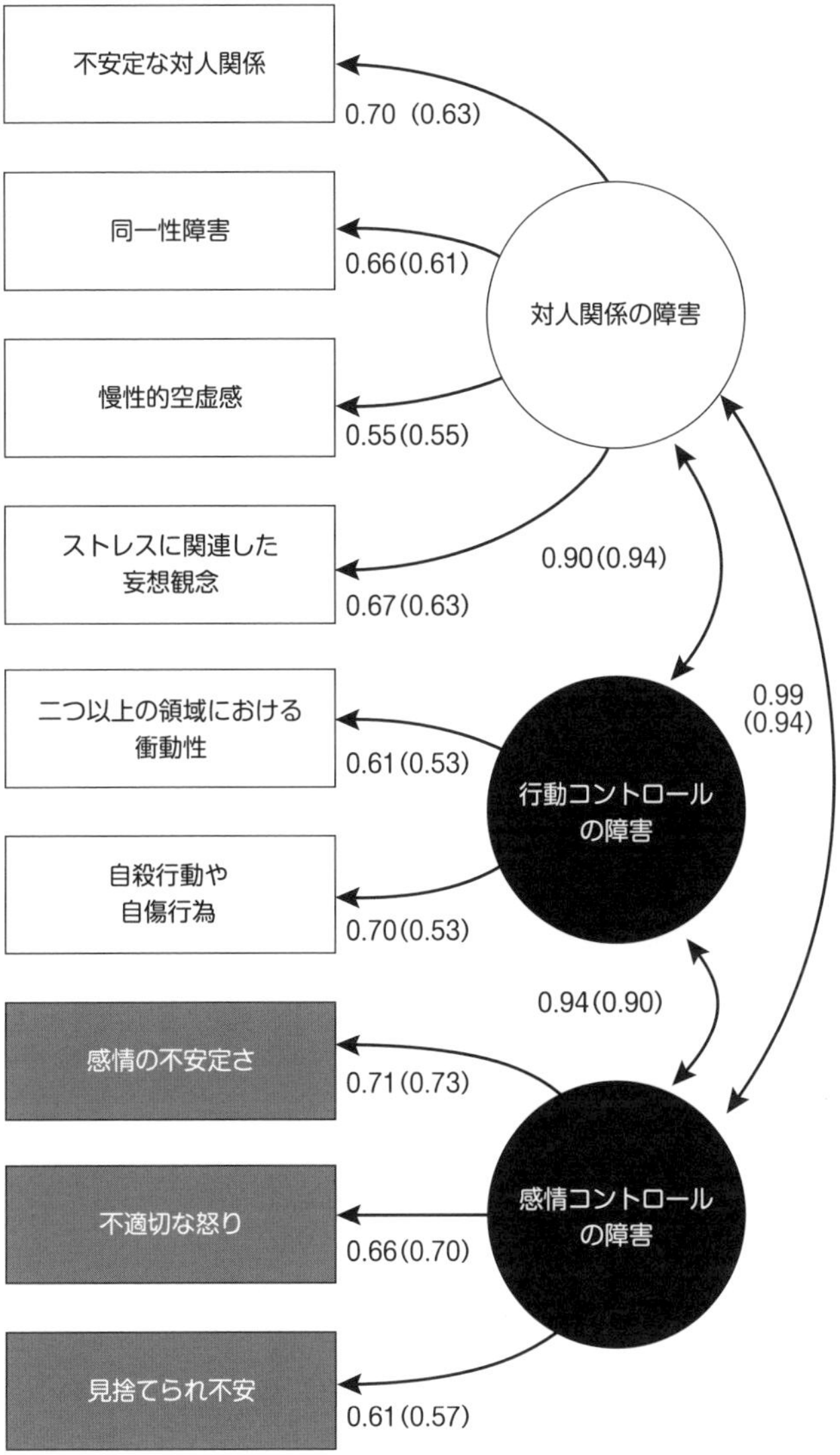
不安定な対人関係
0.70（0.63）
同一性障害
0.66(0.61)
慢性的空虚感
0.55(0.55)
ストレスに関連した妄想観念
0.67(0.63)
対人関係の障害
0.90(0.94)
0.99 (0.94)
二つ以上の領域における衝動性
0.61(0.53)
自殺行動や自傷行為
0.70(0.53)
行動コントロールの障害
0.94(0.90)
感情の不安定さ
0.71(0.73)
不適切な怒り
0.66(0.70)
見捨てられ不安
0.61(0.57)
感情コントロールの障害

した。当時の精神療法では、彼らを治療することは困難でした。しかし、精神療法の試みが重ねられ成果があがるようになった一九七〇年代より米国を中心として「境界例」をパーソナリティ障害として捉えて、発達上の問題を修復する治療が有効であるという学説が広く支持されるようになりました。その結果、一九八〇年の米国精神医学会の診断基準において、「境界例」の中の対人関係や感情の不安定さを主徴とする疾患として境界性パーソナリティ障害が収載されるに至ったのです。[*2] このように診断基準に収載されることは、公式に精神障害として認められたことを意味します。それ以来、この疾患は、精神医学の広い領域での研究対象となり、今日では、続々と新しい知見がもたらされるようになっています。

2. 境界性パーソナリティ障害は「パーソナリティの障害」ではありません

前節の概念の歴史に表われているように、この疾患をパーソナリティ障害に位置づけるのは、考え方の一つに過ぎません。特定の精神症状によって診断される一般の精神疾患という見方も

＊2　この時、「境界例」は統合失調型パーソナリティ障害と境界性パーソナリティ障害という二つのパーソナリティ障害に引き継がれることになりました。統合失調型パーソナリティ障害とは、統合失調症の軽度の症状もしくはその症状に類似した症状を呈することを特徴とするパーソナリティ障害です。

まだ有力です。

境界性パーソナリティ障害をパーソナリティ障害と位置付けるとしても、それが「パーソナリティの障害」という意味ではないことには注意が必要です。一般に「気分障害」が「気分の障害」と定義されているように、「〜障害」というと「〜の障害」と受け取られるのですが、パーソナリティ障害はそうではありません。私たちがしばしば参照するアメリカ精神医学会の作成したパーソナリティ障害の診断基準には、「パーソナリティ障害」が「パーソナリティの障害」だという記述は一切ありません。それどころか、「パーソナリティ」という言葉が独立して使われている箇所もまったくないのです。これは、パーソナリティ障害とパーソナリティとが別々の概念であることを物語っています。それゆえ、この疾患を「パーソナリティの障害」と捉えることは誤りということになります。

さらに、この疾患が「パーソナリティの障害」とは考えがたいことを示す根拠を二つ挙げましょう。

第一は、境界性パーソナリティ障害の診断基準となる特徴が心理学的なパーソナリティ特性ではないということです。確かに境界性パーソナリティ障害の特徴は、心理学的なパーソナリティ特性と関連はしていますが、パーソナリティ特性とは性質が異なります。それらの多くは、不適応症状と位置づけられるべきものです。特に診断基準の九番目の項目、「一過性の、ストレスに関連した妄想的観念、もしくは重度の解離症状」は、明らかに「精神症状」であって、「パーソナリティ特性」ではありません。この項目は、一九九四年の診断基準の改定の際に、本来のパーソナリティ障害の性質と矛盾することが指摘されていたにもかかわらず、加えられました。これは、米国の精神科医がこの疾患を「パーソナリティの障害」と捉えてはいないことを物語っています。

第二の根拠は、後述するように長期予後調査において境界性パーソナリティ障害の人の多くが回復することが確認されていることです。数年程度の経過で変化するような性質は、パーソナリティ特性と呼ぶことはできません。

3. 診断名の誤解による弊害

境界性パーソナリティ障害が「パーソナリティの障害」であると誤解されることは、現在でもしばしばあります。そしてそれは、境界性パーソナリティ障害の人々やその家族、関係者にとって有害な結果をもたらすことがあります。

パーソナリティ（人格）という言葉には、どうしても一種の価値判断が含まれてしまいます。例えば、「人格者」というのは、明らかに褒め言葉ですし、「あの人には人格的問題がある」という表現は、相手の価値を強く否定するものです。また、パーソナリティという言葉は、「人となり」や「人柄」、「個性」を意味することがしばしばあります。それゆえ、「パーソナリティが障害されている」という表現は、相手への侮蔑の意味を帯びてしまうのです。さらに、私たちの社会では、個人のパーソナリティ（人格）を尊重することが基本原則となっていることを考えると、境界性パーソナリティ障害を「パーソナリティが障害されている疾患」と理解することは、その人の人間としての尊厳を傷つけることになりかねません。

実際にこの誤解によって重大な問題が生じています。多くの患者さんは、診断が「パーソナリティの障害」であるからには、自分は治らないだろうと考えてしまいます。その結果、希望を失って、治療を避けたり、拒んだりすることがあります。また、家族や関係者も、「性格が悪いからそう診断される」などと偏見を抱いて、その人との積極的な関わりを避けようとするかもしれません。それゆえ、私たちが境界性パーソナリティ障害という用語を使う際には、それが「パーソナリティの障害」だと受け取られないように十分に用心しなくてはなりません。[*3] もちろん境界性パーソナリティ障害の人やその家族、関係者も、この診断名をそのように誤解しないでいただきたいと思います。実際には、境界性パーソナリティ障害は改善する可能性の高い精神疾患ですし、周囲の人々の関わりは患者の大きな助けになります。希望を捨てる必要はまったくありません。

C．境界性パーソナリティ障害の発生頻度――患者は増加しているのでしょうか

従来の調査において境界性パーソナリティ障害の一般人口における頻度は、0・7%～2・0%であると報告されていました。これは、精神疾患の中で相当に高い頻度です。さらに、最近発表された米国での研究では、とても高い生涯罹患率が報告されています。それは、一般人口において5・9%（男性5・6%、女性6・2%）という驚くべき数値でした。これに対してすでにいくつかの反論が示されていますが、この研究は、対象者が約三万五千人というごく

＊3（101頁）わが国の日本精神神経学会の公式の用語集（改訂6版　二〇〇八）では、従来の「人格障害」に代えて「パーソナリティ障害」の語が採用されています。これは、「人格」の方がずっと価値判断が含まれやすいことを考えると、正しい方向の改訂だといえるでしょう。

大規模なものであり、周到に準備されて実施されていますから、その結果は容易に揺らぐものではありません。

境界性パーソナリティ障害は、地域や国によっても頻度が大きく異なることが知られています。一般にこの疾患は農村部よりも都市部で多く出現します。わが国でも早くから「境界例」が大都市に多いことが指摘されていました。また、開発途上国で少なく、先進国で多く報告されることも特徴です。境界性パーソナリティ障害は、都市生活や高度に発達した文化的環境で多く発生する病態であると考えられます。

わが国では、境界性パーソナリティ障害の一般人口における頻度を調べた研究は行われていません。しかし特定の臨床症例を対象とする研究において高い比率が報告されていますし、それらの値が他国の研究での数値と同じ程度であることから、わが国での境界性パーソナリティ障害の頻度は、他国と大きく異ならないと考えられます。

境界性パーソナリティ障害の増加については、多くの臨床家が日常診療の中でそれを実感しているのですが、筆者の知る限り、それを立証する確かなデータはありません。しかし、それを示唆する変化をいくつか挙げることができます。近年、諸外国およびわが国で、若年層の自殺、アルコール依存や薬物依存、そして衝動的な犯罪が増加していることがその一つです。これは、境界性パーソナリティ障害に関連のある問題が広がっていることを示すものであり、その増加を間接的に示す所見といえるでしょう。

筆者の手元にある境界性パーソナリティ障害の増加を示唆するデータを示しましょう。図2のグラフは、一九八六年から二〇〇六年の二一年間に夜間休日精神科救急診療で都立松沢病院に入院した8,659人の患者の診断の比率の年次変化です。

このグラフで認められるのは、統合失調症と物質使用障害（アルコールや他の薬物の依存症）の比率の低下、パーソナリティ障害と気分障害（うつ病や躁うつ病など）の比率の上昇です。特にパーソナリティ障害は、この期間中に物質使用障害を抜いて二番目に多い疾患となっていることが注目されます。パーソナリティ障害のタイプとしては、境界性パーソナリティ障害に相当する情緒不安定性パーソナリティ障害境界型が53％を占めていました。つまり、増加の半分以上は、境界性パーソナリティ障害の増加によるものなのです。

さらに、この精神科救急入院患者のデータからは、境界性パーソナリティ障害の増加を裏づける所見が見出されます。それは、自殺未遂・自傷行為の増加と入院患者の性比の変化（女性

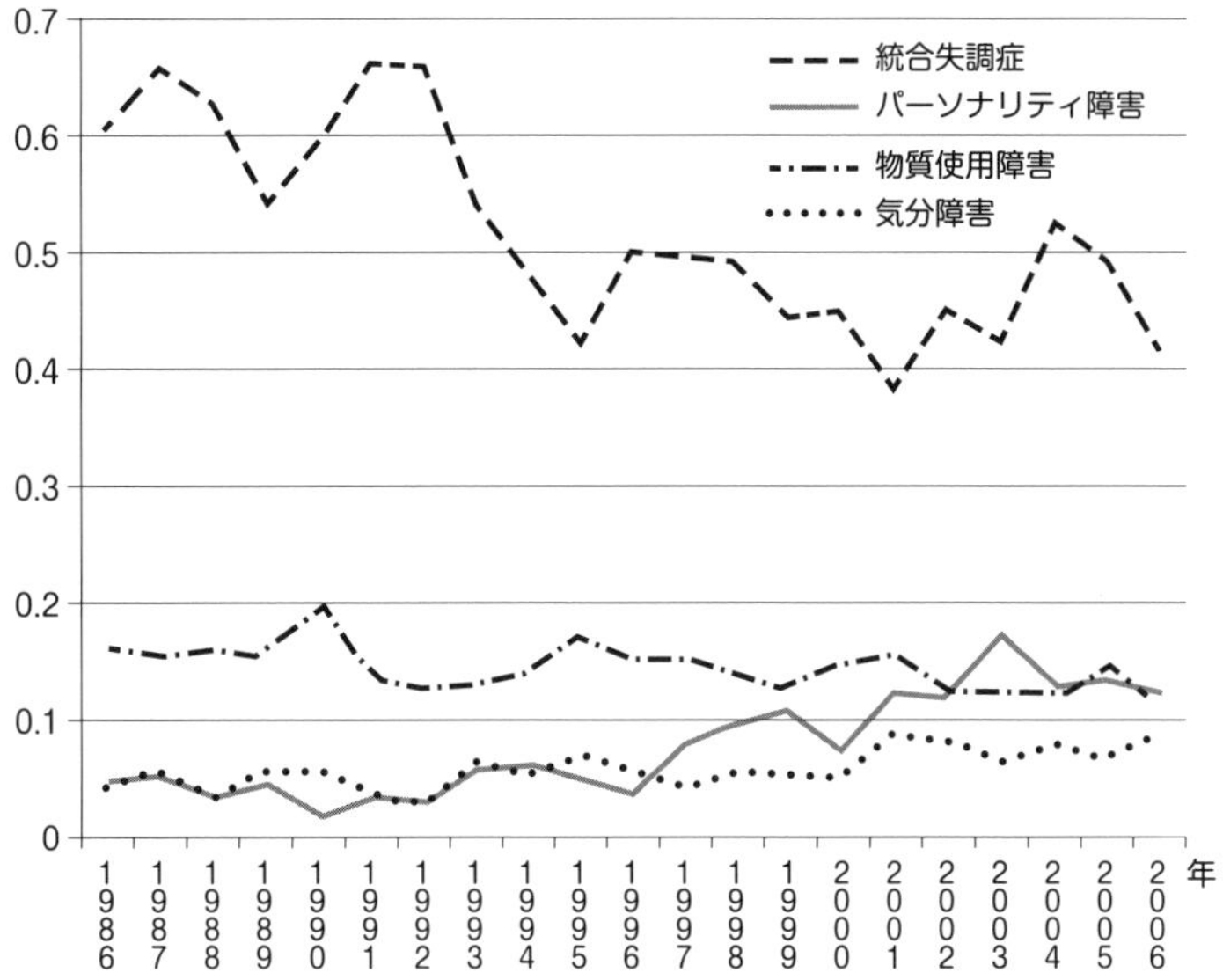

図 2　都立松沢病院夜間休日精神科救急入院した患者の主要疾患の比率の年次変化

の増加）とが境界性パーソナリティ障害の増加と連動して変化しているという所見です。入院前に自殺未遂もしくは自傷行為が見られた患者の比率は、二一年間に二倍以上増加していきます。境界性パーソナリティ障害は、唯一自傷行為が診断基準に含まれているパーソナリティ障害ですから、自殺未遂、自傷行為の増加は境界性パーソナリティ障害の増加を支持する所見です。

また、精神科救急入院患者における女性の比率の増加も境界性パーソナリティ障害の増加と関わっています。女性の比率は、当初の三分の一から最後の時期の二分の一へと増加していました。一般に医療機関における境界性パーソナリティ障害患者の性比は、女性が多いことが知られています。この統計でも、パーソナリティ障害患者の64％、境界性パーソナリティ障害患者の85％が女性でした。それゆえ、女性の比率の上昇は、境界性パーソナリティ障害患者の増加の傍証であると考えられます。

D．臨床的特徴および病態についての仮説

境界性パーソナリティ障害が長く精神科臨床の重大な問題であったことから、その臨床的特

徴については多くの研究が行われてきています。

1. 臨床的特徴――合併診断、前駆する障害・症状、治療経過

境界性パーソナリティ障害には、うつ病や不安障害、摂食障害、薬物依存などの精神障害との合併、他のパーソナリティ障害との合併が特に多いという特徴があります。つまり、境界性パーソナリティ障害の人では、他の精神障害やパーソナリティ障害も同時に診断されること（それらの診断が合併していること）が一般的なことなのです。それゆえ、境界性パーソナリティ障害への対応、治療では、他の精神障害が合併しているかどうかを検討することが必要になります。さらに、その人々では、境界性パーソナリティ障害が明らかになる以前に、小児期・思春期のうつ病や不安障害、注意欠陥多動性障害といった精神障害や、薬物乱用や自傷行為といった問題行動が見られていたケースが多いことが知られています。また、治療歴では、治療の長期化や治療中断が多いことが特徴とされています。

2. 予後、経過

従来、境界性パーソナリティ障害は容易に改善しない疾患だと考えられてきました。しかしその反面、長期経過の中で改善傾向を示すことも知られていました。近年、境界性パーソナリ

ティ障害の患者が従来考えられていたよりも良好な経過を辿ることが報告されています。例えば、米国の境界性パーソナリティ障害の入院患者を対象とする経過研究では、六年間で約70％の人がそれと診断されなくなっていました。わが国でも福岡大学病院に入院した境界性パーソナリティ障害患者一九人の約半数が平均一三年後に寛解していたと報告されています。

境界性パーソナリティ障害の経過における重大な問題は自殺です。精神科を受診する境界性パーソナリティ障害患者における自殺既遂率は、8～10％とされています。これは、非常に高い数値であり、十分な注意が必要であることを示しています。

3．生育歴の特徴

境界性パーソナリティ障害患者は、生育期において多くの困難を経験していると考えられています。従来から生育期において性的もしくは身体的虐待を彼らが多く体験していることが繰り返し報告されています。さらに、二〇年間の前方視的研究において、虐待があるとその後に境界性パーソナリティ障害を発症する確率が高まることが確認されています。また、境界性パーソナリティ障害患者には不安定な愛着パターンが多く認められるという報告も重ねられています。愛着パターンは親から子に伝わるものとされているので、それらの報告は患者の生育期の親子関係に問題があったことを示唆しています。

但し、このような生育歴の特徴についての研究所見は、単純にそれが境界性パーソナリティ障害の原因だと受け取ってはなりません。虐待を例に挙げるなら、すべての境界性パーソナリティ障害患者が虐待を報告しているわけではなく、虐待を経験した人が必ずしも境界性パーソナリティ障害となるわけでもないのです。生育歴についての研究所見は、境界性パーソナリティ障害が生育歴の中で起きたことに対する反応というよりも、生育期に生じた養育環境と子どもとの間に起きた何らかのミスマッチを反映するもの、と理解する方が妥当でしょう。

4. 生物学的研究

境界性パーソナリティ障害の生物学的病態については、現在、神経生化学的研究、生理学的研究、脳画像研究などが精力的に進められています。境界性パーソナリティ障害の人に見られる衝動性の亢進は、神経伝達物質の一つであるセロトニンが作動する神経系の機能低下と関連していると考えられています。また、感情体験の特徴についての実験的研究では、境界性パーソナリティ障害の人が複雑な感情に対処できず、感情への認識が乏しく否定的な感情に対して過敏に反応する傾向のあること、自傷行為が痛覚域値の上昇と関連していることなどが報告されています。

脳画像研究では、境界性パーソナリティ障害の人で脳の感情コントロールを担う領域（大脳辺縁系など）の機能低下や形態変化を示す所見が次々に見出されています。遺伝子研究でもこの疾患と関連する遺伝子の特定が試みられています。神経細胞から放出されるセロトニンを取り込んで再び放出できるようにする機能を担う蛋白質（トランスポーター）の生成に関わる遺伝子の中の５－ＨＴＴＬＰＲと呼ばれる部位の多型（通常のものから多少変異した構成の遺伝子）がこの疾患と関連していることが報告されています。また、セロトニン生成に関わるトリプトファン水酸化酵素（ＴＰＨ）の遺伝子であるＴＰＨ１、ＴＰＨ２の多型は、自殺や自殺未遂と関連しているという報告があります。さらに、最近の研究では、境界性パーソナリティ障害発症に関与すると考えられる遺伝子の作用が、生育環境の影響を受けていることが明らかにされています。つまり、最近では、境界性パーソナリティ障害が特定の遺伝子から起きるといった単純なものでなく、発病における遺伝子の影響はごく複雑な過程の中で生じていると理解されるようになっています。

Ⅲ．精神科医療から見た境界性パーソナリティ障害

A．境界性パーソナリティ障害の治療

境界性パーソナリティ障害の治療には、長い期間にわたって多くの努力が重ねられてきています。二〇〇一年に発表された米国精神医学会の境界性パーソナリティ障害の治療ガイドラインを見ると、さまざまな治療法を概観することができるでしょう。治療の大きな柱は、次に示すように精神療法と薬物療法です。

1．精神療法

境界性パーソナリティ障害の精神療法には、それぞれの時代の一流の精神療法家が携わってきたという歴史があり、特に多くの経験が蓄積されています。精神療法のタイプとしては、かつて「境界例」の治療をリードしていた精神分析的精神療法を始め、精神科医療機関でごく一般的に行われている支持的精神療法（精神療法的管理）、一九六〇年代に創始されてから急速に発展、

普及しつつある認知行動療法や対人関係療法が挙げられます。精神科医療における主だった治療法はすべて境界性パーソナリティ障害に用いられてきたといっても過言ではありません。

この精神療法の効果を実証する研究は他の精神疾患についての研究に比べると遅れていましたが、最近はごく活発に発表されるようになっています。精神療法の効果を確認する最初の報告は、一九九一年に米国のマーシャ・リネハンらによって発表されました。彼らの開発した弁証法的行動療法（DBT：Dialectic Behavior Therapy）は、マインドフルネス（禅仏教などが目指す自分や物事を冷静にありのままに観る心境）の達成や対人関係の技能修得を目指す治療であり、週二回の教育的集団技能訓練と週一回の個人面接から構成されています。二番目に報告されたのは、一九九九年のベイトマンとフォナギーの開発した精神分析的デイケア治療の治療効果でした。この治療は現在、週二回計二時間の集団療法と個人療法からなるメンタライゼーション療法（MBT：Mentalization-based Treatment）に発展しています。その治療目標は、メンタライゼーション（自分や周りの人の行動が考えや気持ちといった心理的過程から起こることを理解する能力）を高めることとされています。その他、家族療法、集団療法など他の広い範囲の治療法が境界性パーソナリティ障害の治療に応用されています。

2．薬物療法

境界性パーソナリティ障害の薬物療法も着実に進歩し、普及しつつあります。二〇〇七年には、生物学的精神医学会連合（ＷＦＳＢＰ：World Federation of Societies of Biological Psychiatry）によって薬物療法ガイドラインが発表されています。薬物療法の研究で明らかになっているのは、抗てんかん薬である気分調整薬に患者の攻撃性、怒りやすさ、衝動性を減らす効果があること、気分調整薬である炭酸リチウムに全般的な症状改善効果があること、抗うつ薬の一種である選択的セロトニン再取り込み阻害薬（ＳＳＲＩ）は、患者の敵意や衝動的攻撃性、抑うつ症状を減らす効果があること、低用量の抗精神病薬に一過性の精神病症状、敵意や衝動性、抑うつ症状を減らす効果があることなどです。最近では、非定型抗精神病薬が敵意、疑い深さ、妄想的観念、不安症状、抑うつ症状に対して有効であることが報告されています。

薬物療法の弱点は、使われている間しか効果がないということです。薬物療法をやめれば、効果は消えてしまいます。しかし薬物療法によって精神症状が軽くなっている間に、対人関係の技能などを習得して境界性パーソナリティ障害の問題を克服する準備を進めることができるなら、それは大いに意味があることになります。いわば、傷を治す時になくてはならない絆創膏や包帯のような役割です。薬物療法は、創傷治療における絆創膏や包帯と同じように、多くのケースで回復のチャンスをもたらしています。

B. 境界性パーソナリティ障害の診療をめぐる状況

境界性パーソナリティ障害の治療法が次々に開発されているにもかかわらず、わが国における境界性パーソナリティ障害の治療の導入はうまくいっているとはいえません。その理由を診断の問題と治療の問題とに分けて説明しましょう。

1. 境界性パーソナリティ障害は見逃されることがしばしばです

境界性パーソナリティ障害の診断にはいくつか他の精神疾患にはない特別な性質があります。その一つは、境界性パーソナリティ障害の特徴が境界性パーソナリティ障害の人々と一般の人々との間に連続性があるということです。つまり境界性パーソナリティ障害の人と一般の健常者との違いは、境界性パーソナリティ障害の特徴が多いか少ないかでしかないということです。したがってそのような疾患の診断では、診断のグレイゾーンに入るケースが多く出るということになります。また、経過の中で、病的な状態に出たり入ったりするように見えるケースも出てきます。

さらに、その診断には、特に多くの情報を総合することが必要だという性質があります。それは、この疾患の症状が対人関係や感情の在り方、行動パターンなどの広い範囲に及ぶものだからです。しかも、それぞれの特徴が一時的なものか、持続的なものかといった、経過も考慮しなければなりません。このため、診断がつくのが数回の診察を経てからということも稀ではありません。

その診断が治療に直結しないということも境界性パーソナリティ障害に特有の性質です。これは、診断されれば治療の導入が考慮されなければならない他の多くの精神疾患とは、ずいぶん違うところです。これは、先に記した一般健常者と連続性がある疾患だということから説明できるでしょう。境界性パーソナリティ障害の診断では、そのグレイゾーンに入る人々が多く出るので、その人たちに治療が必要かどうかを改めて検討しなければならないということです。治療の導入の際には、その人の苦しみがどれだけ強いか、他にうつ病や不安障害といった精神障害が併存していないかといった条件が考慮されなくてはなりません。このように診断から治療に結び付けるのには、さらなる手続きが必要なのです。

2. 治療にも手間と時間がかかります

境界性パーソナリティ障害は、他の精神疾患よりも回復に時間がかかるという性質があります。それは、この疾患が長く続いた「習慣」や「癖」に似たところがあるからです。したがって、この障害の特徴を修正するには、長く努力を続けることが必要になるのです。

すでに多くの境界性パーソナリティ障害の治療法が開発されていますが、スムーズに治療が進まないケースは少なくありません。特にわが国では、原則的に健康保険で週一回を越える治療が十分カバーされないなど、治療に必要な手間や時間が十分に手当てされないことが問題になります。弁証法的行動療法などの欧米で研究されている治療法の多くは治療回数の問題から、わが国では普及可能性が低いといわざるをえません。

それでは、次にわが国でこの治療を進めるうえで、どのような課題に取り組む必要があるかについて考えてみましょう。

C. これからの境界性パーソナリティ障害の治療

境界性パーソナリティ障害の治療がわが国で広く実践されるためには、わが国の実状に適合した治療モデルを作り出すことが必要です。その治療モデルとなる有力な候補としては、次のようなものが考えられます。

第一は、支持的精神療法と薬物療法によって構成される治療です。これは、統合失調症やうつ病など他の多くの疾患の治療で採用されている治療モデルであり、精神科医療で一般的に行われているものです。これはすでに境界性パーソナリティ障害の治療に応用されて、十分な効果が確認されたという報告がカナダから発表されています。その報告では、週一回の精神科医の診察と薬物療法の組み合わせによる治療によって、弁証法的行動療法に匹敵する治療効果が得られたとされています。このような治療ならば、わが国でも実施可能です。

今一つのモデルは、地域生活をしている患者を対象とする看護師、精神保健福祉士（ＰＳＷ）、保健師、臨床心理士、作業療法士といった多職種のスタッフから構成されるチームによる治療的介入です。境界性パーソナリティ障害は、広い生活領域、機能領域に悪影響を及ぼす精神疾患であり、患者が安全に生活できるようになるためには、多職種スタッフから構成されるチームによる多方面からのサポートが有効だと考えられます。さらに、境界性パーソナリティ障害の患者は治療開始以前にも自殺未遂、自傷行為、薬物乱用といった問題を呈することが多いので、それらへの地域における介入には境界性パーソナリティ障害の予防という意義が認められることになります。

わが国では現在、まだ不十分な点が多く残されているものの、これらの実践が進められることによって徐々に境界性パーソナリティ障害の診療体制が整えられつつあると考えられます。

Ⅳ．セルフヘルプという回復の方法

A．セルフヘルプへの期待

境界性パーソナリティ障害の人は、回復のために役に立つ情報を真剣に求めています。また、自力で回復することを目指す人も多くいます。このようなセルフヘルプの考え方は、回復にとってきわめて重要です。その理由は、この疾患に、症状や問題行動に対してもっとも大きく影響力を発揮できるのが患者自身だという性質があるからです。医療機関での治療の中でも患者のセルフヘルプは大きな比重を占めています。

もちろん、医療機関にかかっていない人では、セルフヘルプが特に有力な回復手段になります。先に記したように、境界性パーソナリティ障害では、治療を受けていない人が大多数を占めます。そのような人々は、十分な機能を維持できているだけに、大きなエネルギーをセルフヘルプに注ぎ込むことが可能であり、セルフヘルプによる高い回復可能性を見込むことができます。

境界性パーソナリティ障害の人のセルフヘルプを支援するため、すでに多くの教材やワークブックが出版されています。それらの書籍には、回復した境界性パーソナリティ障害の人が自分の治療での体験や試みた方法を記したもの、治療を行っている人がその治療法を自己学習治療として書き換えたものなどさまざまなものがあります。セルフヘルプを目指す人は、その中から自分に合ったものを選ぶことができます。

［付記］医療機関での治療が必要な場合

精神科治療が必要になるのは、うつ病などの気分障害、薬物使用障害、摂食障害などの他の精神障害を併発している、問題行動が激化して重大な危機に瀕している、特に厳しい生活環境にある、といった悪条件が加わったケースです。また、セルフヘルプにおいてコントロールできない強烈な感情が湧き上がった時には、医療機関での治療、対応が必要になります。

B．回復に必要なこと

ここでは、私がセルフヘルプによる回復に必要と考えていることを記したいと思います。

1．回復への意志

セルフヘルプで前提となるのは、自分がよくなりたいという回復への意志であることはいうまでもありません。その意志は、強ければ強いほど、長ければ長いほど、大きな成果を期待することができます。

その意志を持続することは、容易なことではありません。セルフヘルプの努力は、しばらく成果が得られずに、積み重なって初めて効果が出るということがしばしばあり、根気が必要となるからです。

セルフヘルプにこのような特徴があるときいて、厳しい修業のようなイメージを抱く人がいるかもしれません。しかしそのように捉える必要はありません。それは、喩えていうなら、遠くの目的地にのんびりと徒歩で向かう旅行のようなものです。回復への意志が強く保てる好条件の時期になるべく多く進んでおいて、悪条件の時にはしばらく休むというやり方でも、十分に目的地を目指すことができるのです。努力を怠ってはいけないと堅苦しく考えるのではなく、むしろやれる時にやればよいと気楽に構えて、回復を信じながら、セルフヘルプを長く続けるようにするのがよいと思います。

2．生活の組み立てを考える

セルフヘルプを進めるためのもう一つの前提条件として、生活習慣の改善を目指していただきたいと思います。境界性パーソナリティ障害からの回復は、かなりのエネルギーを要する一大事業です。健康的な生活習慣を保つことによって、回復のためのエネルギーを確保する必要があります。さらには、生活の構成要素のバランスを保つことが望まれます。身体運動と頭脳労働、仕事とレクリエーション、一人だけで過ごす時間と他の人々と過ごす時間といったさまざまな要素をバランスよく生活に織り込んで、身体や精神の機能を高く維持するように心がけてください。このようなことを記していると、堅苦しい道徳の教科書のようだとお叱りを受けるかもしれません。しかしその真意は、自分自身の力を十分に発揮できる状態を維持して欲しいいということに尽きます。それが実現されるなら、境界性パーソナリティ障害からの回復を含めて、自分自身のいろいろな課題に取り組むことができるようになるでしょう。

3. 日常での行動を考える

境界性パーソナリティ障害の行動を変化させるのに何より役立つのは、その人が自らの意志で選択した行動を積み重ねることです。それによって自分の考えや感じ方を確認しながら現実と関わることによって、自己感覚を確かなものにし、自己同一性を固めることができるのです。しかし実際には、それが難しいことが少なくありません。

しばしば見られる問題は、強い感情や衝動に支配されて、じっくり考えて行動することができなくなることです。感情や衝動に突き動かされて生じる行動は、一貫性に欠けたものとなりがちです。また、境界性パーソナリティ障害の人には、「即断即決」の行動スタイルが多く見られます。それは、周囲の人の目に場当たり的な思慮に欠けた行動のように映るでしょう。そのような行動は、なかなか自己意識や自己同一性を強化するものとなりません。このようなパターンから抜け出すためには、日常生活において行動する前に考えるという訓練を積み重ねることが必要です。

まず、考えを思いついてからすぐに行動に移すのでなく、行動の前にワンテンポおいて考えるということを心がけてください。もちろん行動には、その人の真剣なチャレンジという側面があるものですが、ここはあえて、行動することから新しいことを学ぶという側面に重点をおいて欲しいのです。行動の前にワンテンポ置くことは、自分の弱さのせいでも、優柔不断のせいでもなく、自分の行動をいっそう確かなものにするための機会をもうけようとすることです。そこでは、自分の取るべき行動を最低二通りは考えていただきたいと思います。その中から、どちらが自分に相応しいか、どちらが自分をそして他の人々を大切にすることになるかを考慮して行動を選択します。その選択は後に失敗だったという結末になることもありますが、自分が考えた末に選びとった行動は、後の行動の決定やさまざまな判断において貴重な経験として長く利用することができるのです。

行動には、その原因となった認識、それ自体の行動、その結末が一連のものとして含まれます。自分自身の行動をそのようなものとして把握して、行動の事前の検討ばかりでなく、事後に自分の行動の原因となった認識、行動それ自体、その結末を考え直してみることは、自分自身を確認し、その後の自分に相応しい行動を計画するために大変に有益です。行動の前にワンテンポを置いて考えることができるようになったら、このように実際に行った行動を後からふり返って捉えなおすことをしていただきたいと思います。きっと、さまざまな行動の意味を学ぶことができるでしょう。

境界性パーソナリティ障害の人の特徴である強烈な感情に支配されると、およそ自分らしい行動を取ることはできなくなります。その状況では、感情の激流から抜け出て、自分を外から見つめ直すことが必要になります。しかし、それはとりわけ難しい課題であることが稀ではありません。そこでは例えば、強い怒りの感情に囚われた時に、あらかじめ決めておいた「心を静める祈りの言葉を唱える」といった対処行動を取ったり、他の人に「大丈夫かと声を掛けてもらう」という協力をお願いしたりする工夫が役立つかもしれません。このような試みは、たとえ当座は成功しないとしても、工夫を重ね、トレーニングを続けることによって徐々にうまくゆくようになることが期待できます。

4．対人関係について考える

境界性パーソナリティ障害の人にとって、対人関係は、多くの葛藤の原因であると同時に強力な支えの源となります。セルフヘルプにおいて自分と他の人々との関係を、時間をかけて捉え直す作業は、とても有用です。境界性パーソナリティ障害の対人関係では、対人関係から身を引いて遠ざかったり、他の人に心理的に強く巻き込まれたりすることがしばしばです。そこでは、他の人から遠ざかることによって空虚感が強まる、人に強く巻き込まれることで多くの葛藤が生じる、といった問題が発生します。ですから、対人関係を整理し直す作業によって、それらの苦しみを避けることができるようになる可能性を高めることができるのです。

その作業における着眼点の一つとなるのは、他の人と自分との境界です。境界性パーソナリティ障害の人は、自分と他の人との境界の調整が不得手だということができます。ここまでが自分の領分、それより先が相手の領分といった自分と相手の境界をよく認識して行動すれば、余計な葛藤に巻き込まれたり、過剰な心配から人との関わりを避けたりすることが回避できるようになります。そのためには、自分と他の人との境界が曖昧になっていないかをチェックすることが役立ちます。そこでは、自分が人の役割まで担おうとして負担を増やしていないか（自分が境界を越えていないか）、過剰に相手の影響を意識してひきこもっていないか（相手に自分の境界の中に踏みこまれていないか）ということを検討するのがよいでしょう。

境界性パーソナリティ障害の人の中には、特別に共感性にあふれた人がいます。そのような人は、自分の境界を越えて人を助けようとしたり、他の人の役割を肩代わりしようとしたりする行動を示します。そのような特性は、ある種の優しさでもあるのですが、視野を広げて考え直してみれば、自分の境界を越えて人を助けようとすることで自分自身を追い詰め、相手も十分助けられないという状況になっていることが少なくありません。それでは、自分も相手も大事にすることができないという結末になります。そのような場合には、自分と相手との境界を確認し、本来の自分の果たすべき役割を大きく超えないようにすることが大事です。このように他の人との境界や自分の役割を意識して行動することは、自分の在り方を確認し、自分を取り戻すことに貢献することにもなるのです。

5．自分自身を大事に扱う

境界性パーソナリティ障害の人が行動を選択する際に考慮するべき原則は、自分自身を大事にするということです。そのためにはまず、自分自身を、自ら考えて行動する主体として尊重することが必要です。例えば、自分の考え方や判断をひとまず信用して、口にしてみたり、少しずつ行動に移してみたりするのがよいでしょう。また、自信をもって自分の状態を受け入れて、それに基づいて次の行動を考えてみることも自分自身を尊重することになると思います。

境界性パーソナリティ障害の人には、自分のことを過剰に否定的に見る人が多くいます。それは、一種の「癖」として受け入れるべきことかもしれません。しかし、自分をどのように見るかは、さまざまな形があってよいことです。自分に対する見方には、別のものがありうる、今後よい方向に変化する可能性があるという幅のある考え方をしていただきたいと思います。

6．生活の中で回復してゆく

境界性パーソナリティ障害からの回復は、生活を積み重ねる中で実現されることです。逆の方向からいうなら、その回復は生活の中で表現されなければ、本当のものではないということになります。生活の中で達成されたもの、形成された対人関係、苦難を乗り越えたこと、それらのすべては、その人を支え、回復を促進する材料になります。生活こそが回復の舞台であると同時に、回復の原動力であることは、境界性パーソナリティ障害という疾患の特徴の一つだといえるでしょう。

参考文献

セルフヘルプに役立つと考えられる文献を以下に示します。星印★は、特に私がセルフヘルプに有用と考える文献です。この他にもインターネットなどで多くの有益な情報を得ることができます。

◎セルフヘルプの教材

★ロレーヌ・ベル『自傷行為とつらい感情に悩む人のために――ボーダーライン・パーソナリティ障害（BPD）のためのセルフヘルプ・マニュアル』井沢功一朗、松岡 律訳、誠信書房、二〇〇六年
・デイビッド・D・バーンズ『自分を愛する10日間プログラム――認知療法ワークブック』奈良元寿、グッドウィルキャリア訳、ダイヤモンド社、二〇〇一年
・林 直樹『リストカット――自傷行為をのりこえる』講談社、二〇〇七年

・スティーブン・C・ヘイズ、スペンサー・スミス『ACT（アクセプタンス&コミットメント・セラピー）をはじめる――セルフヘルプのためのワークブック』武藤 崇、原井宏明訳、星和書店、二〇一〇年

◎**境界性パーソナリティ障害の解説書**

★アレクサンダー・L・チャップマン、キム・L・グラッツ『境界性パーソナリティ障害サバイバル・ガイド――BPDとともに生きる上で知っておくべきこと』荒井秀樹、本多 篤、岩渕 愛、岩渕デボラ訳、星和書店、二〇〇九年

・ジョン・G・ガンダーソン、ペリー・D・ホフマン『境界性パーソナリティ障害最新ガイド――治療スタッフと家族のために』林 直樹、佐藤美奈子訳、星和書店、二〇〇六年

・林 直樹監修『よくわかる境界性パーソナリティ障害』主婦の友社、二〇一一年

・ジェロルド・J・クライスマン、ハル・ストラウス『境界性人格障害BPDのすべて』星野仁彦監修、白川貴子訳、ヴォイス、二〇〇四年

・ジェロルド・J・クライスマン、ハル・ストラウス『BPDを生きる七つの物語』吉永陽子

訳、星和書店、二〇〇七年
・岡田尊司『境界性パーソナリティ障害』幻冬舎新書、二〇〇九年

◎**自伝、家族の体験記**

・藤野ともみ『ファイナルアンサー』雲母書房、二〇〇五年
・原田和広『愛に撃ちぬかれし者』幻冬社、二〇〇二年
・稲本雅之『境界に生きた心子』新風舎、二〇〇五年
・かおり『境界性パーソナリティ障害18歳のカルテ・現在進行形』星和書店、二〇〇九年
・スザンナ・ケイセン『思春期病棟の少女たち』吉田利子訳、草思社、一九九四年
・レイチェル・レイランド『ここは私の居場所じゃない――境界性人格障害からの回復』佐藤美奈子・遊佐未弥訳、星和書店、二〇〇七年
・たなかみる『マンガ　境界性人格障害&躁うつ病』ＲＥＭＩＸ、星和書店、二〇〇六年
・山口麗子『魂（こころ）の穴』文芸社、二〇〇三年

◎家族や関係者のための教材

- ホランダー、マイケル『自傷行為救出ガイドブック――弁証法的行動療法に基づく援助』藤沢大介、佐藤美奈子訳、星和書店、二〇一一年
- ランディ・クリーガー『境界性パーソナリティ障害ファミリーガイド』遊佐安一郎、荒井まゆみ、岩渕ダボラ、佐藤美奈子訳、星和書店、二〇一一年
- ランディ・クリーガー、シャーリー、ジェイムズ・ポール『境界性人格障害＝BPD実践ワークブック』遊佐安一郎、東原美和子訳、星和書店、二〇〇六年
- ランディ・クリーガー、ポール・メイソン『境界性パーソナリティ障害＝BPD第２版』荒井秀樹訳、星和書店、二〇一〇年
- ランディ・クリーガー『BPD〈＝境界性パーソナリティ障害〉のABC――BPDを初めて学ぶ人のために』荒井秀樹　黒澤麻美訳、星和書店、二〇〇八年
- ランディ・クリーガー、キャスリーン・ウィンクラー『BPD（＝境界性パーソナリティ障害）をもつ子どもの親へのアドバイス――両親が自分や家族を犠牲にすることなくBPDを持つ子を援助するために』荒井秀樹・佐藤美奈子訳、星和書店、二〇〇八年

・ランディ・クリーガー、キム・A・ジャストセン『愛した人がBPD（＝境界性パーソナリティ障害）だった場合のアドバイス――精神的にも法的にもあなたを守るために』荒井秀樹・佐藤美奈子訳、星和書店、二〇〇八年
★ポール・メイソン、ランディ・クリーガー『境界性人格障害＝BPD（ボーダーライン・パーソナリティー・ディスオーダー）――はれものにさわるような毎日を過ごしている方々へ』荒井秀樹、野村祐子、東原美和子訳、星和書店、二〇〇三年

◎その他の啓蒙書

・スーザン・フォワード『毒になる親――一生苦しむ子供』玉置 悟訳、講談社、二〇〇一年
・ダン・ニューハース『不幸にする親――人生を奪われる子ども』玉置 悟訳、講談社、二〇〇八年
・クリスティーヌ・A・ローソン『母に心を引き裂かれて――娘を苦しめる〝境界性人格障害〟の母親』遠藤公美恵訳、とびら社、二〇〇七年

◎**専門的、学術的な文献**（他の引用文献も、ここで示されている文献から参照することができます）

・シグムント・バウマン『アイデンティティ』日本経済評論社、二〇〇七年
・アンソニー・ベイトマン、ピーター・フォナギー『メンタライゼーションと境界性パーソナリティ障害――MBTが拓く精神分析的精神療法の新たな展開』狩野力八郎、白波瀬丈一郎訳、岩崎学術出版社、二〇〇八年
・藤内栄太「境界性パーソナリティ障害の長期予後」牛島定信編『境界性パーソナリティ障害日本版治療ガイドライン』金剛出版、二〇〇六年、九二－一〇九頁
・アンソニー・ギデンズ『モダニティと自己アイデンティティ――後期近代における自己と社会』秋吉美都、安藤太郎、筒井淳也訳、ハーベスト社、二〇〇五年
・林　直樹『人格障害の臨床評価と治療』金剛出版、二〇〇二年
・林　直樹「パーソナリティ障害診断の現状と問題点――都立松沢病院病歴統計から　シンポジウム――ICD－11に向けての課題」『精神神経誌』一一〇、二〇〇八年、八〇五－八一二頁
・林　直樹「境界性パーソナリティ障害の生活歴・現病歴・家族関係」『精神科治療学』二五

（一一）二〇一〇年、一四五九‐一四六三頁
・林　直樹「思春期のパーソナリティ障害」『精神科治療学』二六（六）二〇一一年、七〇五‐七一〇頁
・林　直樹「パーソナリティ障害の遺伝因と環境因」『現代のエスプリ』五二七、二〇一一年六月、六三‐七二頁
・林　直樹「境界性パーソナリティ障害はcommon diseaseである」『精神科治療学』二六（九）二〇一一年、一〇六七‐一〇七二頁
・ハインツ・コフート『自己心理学とヒューマニティ』林　直樹訳、金剛出版、一九九六年
・マーシャ・M・リネハン『境界性パーソナリティ障害の弁証法的行動療法――DBTによるBPDの治療』大野　裕監訳、岩坂　彰、井沢功一朗、松岡　律、石井留美、阿佐美雅弘訳、誠信書房、二〇〇七年
・クリストファー・ラッシュ『ナルシシズムの時代』石川弘義訳、ナツメ社、一九八一年

監訳者紹介

林　直樹（はやし　なおき）

1955年生まれ

1980年　東京大学医学部卒業

現　在　帝京大学医学部附属病院メンタルヘルス科教授

著訳書　『リストカット――自傷行為を乗り越える』講談社現代新書 2007年,『精神医療の最前線と心理職への期待』（分担執筆）誠信書房 2011年,『パーソナリティ障害と向き合う』日本評論社 2007年,『人格障害の臨床評価と治療』金剛出版 2002年,『境界例の精神病理と精神療法』金剛出版 1990年 他多数。

訳者紹介

中田　美綾（なかだ　みや）

1994年　慶應義塾大学文学部人間関係学科卒業

現　在　翻訳家

タミ・グリーン著

自分《じぶん》でできる境界性《きょうかいせい》パーソナリティ障害《しょうがい》の治療《ちりょう》

――DSM-Ⅳに沿《そ》った生活《せいかつ》の知恵《ちえ》

2012年7月15日　第1刷発行

2018年8月30日　第3刷発行

監訳者　林　直樹

発行者　柴田敏樹

印刷者　田中雅博

発行所　株式会社　誠信書房

〒112-0012　東京都文京区大塚3-20-6

電話　03（3946）5666

http://www.seishinshobo.co.jp/

創栄図書印刷　協栄製本

ISBN978-4-414-41449-3 C0011

子どもの心理臨床 ［全9巻／18冊］（分売可）

M. サンダーランド 著・N. アームストロング 絵
解説書：関口進一郎監訳／絵本：森さち子訳

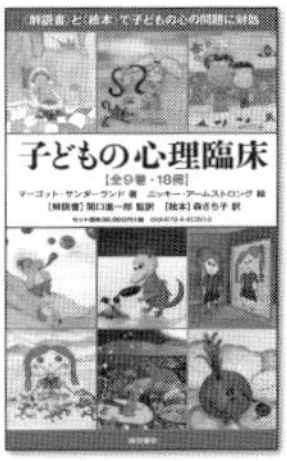

教師，心理職，わが子の健やかな成長を願う親に向けた心理学書シリーズ。現代の子どもが抱える様々な問題を取り上げた。各巻は解説書と絵本がセットになっている。解説書は「恐れ」「怒り」「憎しみ」「不安」「大切な人を失った悲しみ」「自信がもてない」など，つらく困難な感情に苦しむ子どもに対する様々なアプローチや支援の技術を，最新の心理学・精神医学の学説をもとに提供する。また絵本はその物語を読みきかせることで，子どもとの効果的なコミュニケーションを実現する。各解説書の巻末には子どもと援助者が一緒に遊んで楽しめる，書き込み式の課題・自己表現のためのエクササイズを収録。

	□■□■　解説書　■□■□	◇◆◇◆　絵本　◆◇◆◇
1	不安や強迫観念を抱く子どものために	ゆらゆら君とまっすぐ君
2	恐怖を抱えた子どものために	大きな世界のおちびのウィーニー
3	感情を抑圧した子どものために	へっちゃら君
4	思いやりをなくし，弱いものいじめをする子どものために	ふわふわころりんのプーミン（と，えっへん3兄弟）
5	大切なものを失った子どものために	海が戻ってこなくなった日
6	自信を失っている子どものために	私ってごみくず，かな?!
7	怒りや憎しみにとらわれた子どものために	ハティは，親切大きらい
8	愛する人を待ちわびる子どものために	お月さまにっこりを待ちこがれたカエル君
9	夢や希望をもてない子どものために	お豆のニューピー

PTSDの伝え方

トラウマ臨床と心理教育

前田正治・金 吉晴編

心理教育とは疾患の成り立ちや治療法などの情報を当事者と共有することによって、治療者-患者間の信頼関係を構築し、治療やケアをより発展的に進めようとするものである——この考えに基づき，本書では外傷後ストレス障害(PTSD)、トラウマ反応について、患者やクライエントに伝えることの意味、あるいは伝え方や伝えることによって引き起こされる変化について考える。

目次抜粋

- どう伝えるのか ——病いとしてのPTSDモデル　(前田正治)
- 解離治療における心理教育（岡野憲一郎）
- ポストトラウマティック・グロース ——伝えずしていかに伝えるか（開 浩一）
- 衝動性を持つ当事者を対象とした心理教育プログラム（大江美佐里）
- トラウマ例に対するサイコセラピーと心理教育　(前田正治)
- 災害現場における心理教育　(大澤智子)
- 救援者のトラウマと心理教育　(重村　淳)

A5判上製　定価(本体3600円+税)

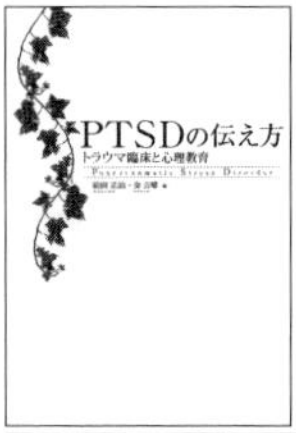

精神医療の最前線と心理職への期待

野村俊明・下山晴彦編著

日本の医療では、異なる職種が協働するチーム医療が基本になりつつある。そして心理職も専門家チームの中に位置づけられる時代となった。本書では、境界性パーソナリティ障害、発達障害、ＰＴＳＤ、睡眠障害、性同一性障害、女性医療など、精神科医療の最前線で治療にあたる医師が、現場で求められている心理職の姿について論じている。

目次抜粋

1. 境界性パーソナリティ障害の治療と心理職への期待
2. 外傷後ストレス障害
3. 発達障害への対応と心理職への期待
4. 性同一性障害の治療と心理職への期待
5. 睡眠外来と心理職への期待
6. 女性のライフサイクルに関連する精神領域と臨床心理士への期待
7. 今日の精神科病院と心理職への期待
8. 都市型クリニックと心理職への期待

A5判並製　定価(本体2700円+税)

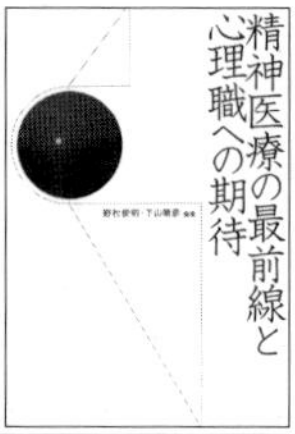